LA

COQUELUCHE

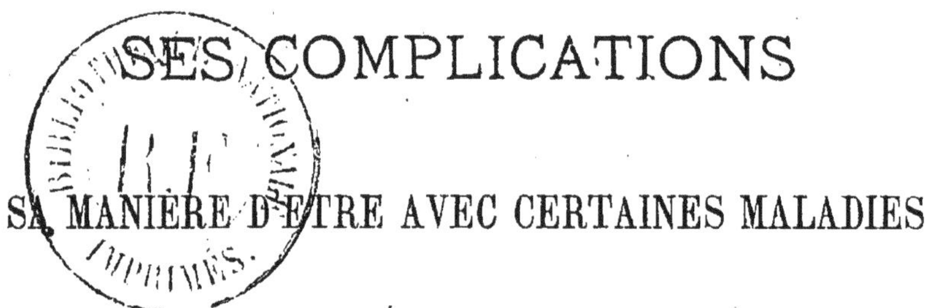

SES COMPLICATIONS

SA MANIÈRE D'ÊTRE AVEC CERTAINES MALADIES

PAR

Oscar LACROISADE,
Docteur en médecine de la Faculté de Paris.

PARIS
A. PARENT, IMPRIMEUR DE LA FACULTÉ DE MÉDECINE
29-31, RUE MONSIEUR-LE-PRINCE, 29-31

1879

A MA FAMILLE

A MES AMIS

A MON VIEIL AMI LE DOCTEUR AUBOUIN

A MON CHER MAITRE ET AMI PAUL RECLUS

A MON CHER MAITRE M. BUDIN
Chef de clinique d'accouchement.

A MON MAITRE M. BERGERON
Médecin de l'hôpital des Enfants (Sainte-Eugénie),
Membre de l'Académie de médecine,
Officier de la Légion d'honneur.

A MON PRÉSIDENT DE THÈSE :

M. LE PROFESSEUR VULPIAN

Doyen de la Faculté de médecine de Paris,
Membre de l'Académie des sciences et de l'Académie de médecine,
Médecin des hôpitaux,
Officier de la Légion d'honneur.

A MES MAITRES DANS LES HOPITAUX

LA COQUELUCHE

SES COMPLICATIONS

SA

MANIÈRE D'ÊTRE AVEC CERTAINES MALADIES

AVANT-PROPOS.

Pendant notre service à l'hôpital des enfants de Sainte-Eugénie, chez M. le Dr Bergeron, il nous a été donné d'observer un certain nombre de coqueluches et nous avons été frappé du nombre relativement grand des complications de cette maladie. Plus tard, en assistant aux savantes consultations de M. le Dr Jules Simon de l'hôpital des enfants malades, de nouveaux faits sont venus confirmer notre opinion première et la corroborer. C'est pourquoi nous avons entrepris ce travail.

Nous allons étudier brièvement la coqueluche, puis nous passerons en revue chaque complication ; nous noterons sa fréquence et sa gravité, nous laisserons de côté la bronchite des grosses bronches qui est presque la compagne obligée de la coqueluche; nous ne parlerons du vomissement que quand il aura présenté une certaine gravité par sa fréquence ou son intensité. Nous ferons un peu de statistique, car notre travail a pour base 103 observations prises dans le service de M. Bergeron de 1872 à 1879, et enfin nous esquisserons le traitement de la coqueluche et de la toux coqueluchoïde persistant après la disparition de la maladie.

Mais avant de commencer cette étude, qu'il me soit permis d'exprimer à mes maîtres l'expression de ma plus profonde gratitude. Je remercie mon vénéré maître M. Bergeron de ses excellentes leçons et de la bienveillance avec laquelle il a mis à ma disposition ses nombreuses observations.

FRÉQUENCE DE LA COQUELUCHE

L'HÔPITAL NE REÇOIT QUE DES ENFANTS DE 2 A 15 ANS

Garçons.		Filles.	
2 ans	12	2 ans	10
3 —	8	3 —	13
4 —	11	4 —	14
5 —	8	5 —	12
6 —	2	6 —	5
7 —	3	7 —	0
8 —	0	8 —	1
9 —	1	9 —	0
10 —	2	10 —	1
11 —	0	11 —	0
12 —	0	12 —	0
13 —	0	13 —	0
14 —	0	14 —	0
15 —	0	15 —	0
	47		56

D'après notre statistique les filles seraient un peu plus fréquemment atteintes que les garçons et la prédisposition à la coqueluche serait d'autant plus grande que les enfants sont plus jeunes. De 2 à 5 ans elle est très-commune, elle diminue beaucoup de 6 à 10 ans ; mais à partir de cet âge elle devient très-rare.

M. Niemeyer dans son traité de pathologie, dit que la prédisposition à la coqueluche va continuellement et graduellement en diminuant avec les progrès de l'âge. Cette assertion nous semble en contradiction avec notre statistique.

HISTORIQUE.

Il nous importe peu que le mot de coqueluche vienne de cucullum, de cagoule, de coqueluchon, de coquelicot ou même de coq. Ce mot étrange n'a pas du reste toujours désigné la même maladie. La coqueluche actuelle, celle que nous voyons tous les jours, n'a été décrite et bien décrite que par Baillou en 1578, il l'avait appelée quinte ou quintane. Un siècle aprés Willis décrivit la même maladie et crut l'avoir découverte. Au XVIIIe siècle apparaissent de grandes épidémies de coqueluche qu'il est absolument impossible de mettre en doute.

Rosen raconte que de 1749 à 1764 quarante mille enfants succombèrent dans la grande épidémie de Suède. On peut donc la suivre de siècle en siècle jusqu'à nos jours, s'abattant tout à coup sur les pays sous forme de grandes épidémies, puis s'acclimatant peu à peu, prenant pour ainsi dire droit de cité ; c'est alors qu'elle devient sporadique mais sans perdre pour cela son extrême transmissibilité.

DÉFINITION.

La coqueluche est un catarrhe contagieux des voies aériennes caractérisé par des quintes de toux suivies d'inspirations sifflantes en plus ou moins grand nombre et rejet de mucosités.

Cette définition ne peut pas toujours s'appliquer aux petits enfants à la mamelle, car chez eux les inspirations sifflantes manquent assez souvent.

ANATOMIE PATHOLOGIQUE.

La coqueluche par elle-même n'a pas d'anatomie pathologique si ce n'est un simple catarrhe du larynx et des grosses bronches. L'hyperémie des nerfs vagues la tuméfaction des ganglions trachéo-bronchiques ont été constatées quelquefois.

SYMPTOMES. — MARCHE. — DURÉE.

La plupart des temps pour ne pas dire toujours la maladie débute comme un simple catarrhe laryngo-bronchique. La fièvre prend le caractère intermittent ou rémittent à reprises vespérales. La toux est catarrhale, quinteuse. Quelquefois le coryza, la rougeur des conjonctives peuvent faire croire à une fièvre éruptive commençante. C'est la première période, dite catarrhale, qui dure ordinairement de trois à quinze jours.

La deuxième période dite spasmodique est caractérisée par les quintes de toux intermittentes avec reprises sifflantes et rejet de mucosités. Ces reprises sifflantes peuvent manquer chez les enfants à la mamelle, il n'y a alors que les quintes de toux et le rejet de mucosités. Cette période d'état de la coqueluche a une durée qu'il est difficile de déterminer ; en moyenne deux mois.

La troisième période ou période de déclin a une durée très-variable. C'est dans ce stade que les quintes diminuent progressivement d'intensité, de fréquence et perdent les reprises sifflantes.

Accès. — Quelquefois le petit malade sent venir son accès, alors il reste immobile, retenant sa respiration ; mais bientôt la sensation qu'il éprouve dans le larynx le force à tousser. La quinte commence. Si dans la rue l'enfant cherche un point d'appui un mur par exemple, si dans son lit il se cramponne aux barres ou aux rideaux du lit, il se raidit, alors ses yeux s'injectent, sa figure se congestionne, elle devient violacée. Les expirations se succèdent involontaires, rapides. Cette situation se prolonge car quelquefois l'enfant à 10, 15, 20 reprises sifflantes avant que l'accès ne soit terminé par le rejet de mucosités transparentes et filantes. Pendant cette période spasmodique on voit souvent les petits malades vomir, quelquefois perdre leurs urines et assez fréquemment avoir des épistaxis. Un malade pleurait des larmes de sang (un cas de Trousseau). La quinte surprend quelquefois l'enfant au milieu de ses jeux.

DIAGNOSTIC.

Le diagnostic de la coqueluche commençante, de la coqueluche dans la première période est excessivement difficile surtout si l'on n'a pas pour se guider les commémoratifs, une épidémie régnante. Dans la seconde période, le diagnostic est de beaucoup plus facile, cette série d'expirations quelquefois chromatique, avec inspirations et rejet de mucosités filantes et transparentes n'appartient qu'à la coqueluche. De plus l'enfant est généralement apyrétique. L'ulcération est absolument caractéristique. La bouffissure de la face le serait aussi d'après Trousseau.

Dans la bronchite capillaire il y a de la fièvre. En outre les reprises sifflantes n'existent pas, et puis l'auscultation vient aider puissamment le diagnostic.

Dans l'adénopathie bronchique, la percussion, l'auscultation, l'état général et les commémoratifs pourront mettre sur la voie du diagnostic.

TERMINAISON.

La coqueluche dure en moyenne de deux mois et demi à trois mois, mais elle peut durer six mois et même davantage. Sans complication, la coqueluche guérit toujours.

Cependant on a signalé des cas de mort par asphyxie ou par syncope. La perte de sommeil et les vomissements peuvent conduire au marasme.

TRAITEMENT.

Un traitement bien réglé, bien entendu peut diminuer la violence et la fréquence des quintes, nous croyons même qu'il peut abréger un peu la durée de la coqueluche. En un mot nous sommes persuadé qu'on n'est pas absolument désarmé contre la coqueluche, mais sa tenacité est telle qu'un grand nombre de médicaments ont été employés contre elle. Nous avons vu M. Bergeron essayer tour à tour la poudre de Dower, le bromure de potassium, le chloral, le drosera, le valerianate de caféine, la belladone et en ce moment-ci on essaie le tartre stibié qui en ville aurait donné de bons résultats. Quant à nous, nous croyons que la belladone associée à l'aconit est encore ce qu'il y a de meilleur.

Voici comment nous comprenons le traitement. La belladone doit être donnée d'une façon lente et progressive, il faut tâter son malade pour ainsi dire et il faut aller jusqu'à la dilatation des pupilles, il faut en un mot arriver à donner la belladone à haute dose, puis redescendre progressivement, mais en ayant toujours soin de surveiller attentivement les effets du médicament. En même temps il faut soutenir les forces du malade d'une façon quelconque : les amers, le café, l'arsenic etc.

L'alimentation, s'il y a des vomissements, doit être untritive sous un petit volume, si les vomissements se renouvellent fréquemment, choisir les heures où les enfants ont le moins de quintes pour leur donner à manger et avoir soin de leur faire prendre un peu d'opium avant le repas.

On se trouve bien de vomitifs assez souvent répétés, une fois par semaine dans la première et dans la seconde période.

Maintenant dans la seconde période, il faut que les enfants changent d'air.

Souvent dans l'hiver qui suit la coqueluche, les enfants sont pris de toux quinteuse, de toux coqueluchoïde. Le malade tousse, car l'organisme se souvient des habitudes d'autrefois, a dit Trousseau. Aussi faut-il dans ces cas s'abstenir de kermès car on débiliterait l'enfant sans faire disparaître cette toux persistante et quinteuse : il vaut beaucoup mieux chercher à relever les forces du malade.

COMPLICATIONS.

Bronchio-pneumonie.

Sur 103 observations il y a 24 bronchio-pneumonies, 14 filles et 10 garçons, 22 morts.

La bronchio-pneumonie frappe surtout de 2 à 5 ans, elle est d'autant plus dangereuse que les enfants sont plus jeunes. C'est généralement dans la seconde période, quelquefois au commencement de la troisième qu'apparaît cette complication ; elle marche rapidement, sa durée est en moyenne d'une huitaine de jours, quelquefois plus, quelquefois moins. Quand on voit le pouls devenir plus rapide, la température monter et les quintes diminuer, il faut se défier et examiner la poitrine. Les guérisons sont très-rares, car les enfants sont déjà épuisés par la durée de la coqueluche; ils offrent une moins grande résistance, aussi la mortalité est-elle effrayante.

Malgré la broncho-pneumonie les quintes de toux persistaient dans une de nos observations et pourtant le malade avait 156 pulsations et 75 respirations par minute.

Dans une autre observation où la bronchio-pneumonie avait marché avec une très-grande rapidité, l'enfant, le matin même de sa mort, eut plusieurs quintes caractéristiques de coqueluche.

Ce qui prouve que les quintes de toux ne disparaissent pas toujours pour faire place à la complication. La bronchio-pneumonie est presque toujours mortelle quand la rougeole est venue compliquer la coqueluche.

Obs. I La nommée Marion (Henriette), âgée de 5 ans, entre le 19 novembre dans le service de M. Bergeron, salle Sainte-Mathilde.

Elle a la coqueluche depuis deux mois. Les quintes sont suivies de vomissements.

19 novembre au soir. Température 40°. Respiration 36, 130 pulsations.

Le 20. La fièvre persiste, l'enfant a eu plusieurs reprises sifflantes depuis sa rentrée. L'ulcération sublinguale est très-nette, elle a bien la coqueluche. Au moment de la visite on constate de la toux catarrhale seulement, et l'on trouve l'explication de la fièvre à la partie supérieure du poumon droit où l'on entend du souffle ; râle dans toute la poitrine. Sirop d'ipéca, 30 grammes, poudre d'ipéca 0,30 centigrammes. Ventouses sèches en arrière et à droite. Température 40°2.

Le 21. Température d'hier au soir 38°6, le matin 40°2. A la suite du vomitif, l'enfant a été très-affaissée, la potion cordiale lui a été donnée dans la soirée ; au niveau du bord supérieur de l'aisselle droite on trouve du souffle et quelques râles éclatants. Rhum, sirop de quinquina, vésicatoire.

Le 22. Température d'hier au soir 40°6, le matin 40°6. Le visage est un peu plus animé, l'élévation de température persiste le soir, le pouls est à 148, on compte 48 respirations. Les quintes sont assez fréquentes, mais elles sont modifiées, elles n'ont pas le sifflement de reprise. La respiration a une certaine rudesse, mais pas de souffle, ni de râles. Sous la clavicule au niveau du bord antérieur de l'aisselle, la respiration est également très-rude. Continuer le traitement.

Le 23. L'enfant est très-abattue, les respirations très-courtes provoquent quelques râles sous-crépitants disséminés et quelques points de respiration rude qui semblent indiquer des points de pneumonie lobulaire. 30 grammes de rhum, ventouses sèches en avant et en arrière. Température d'hier au soir 40°8, le matin 40°3.

Le 24. L'enfant est peut-être moins abattue, mais toujours dyspnéique, on ne trouve plus de souffle, mais des râles sous-crépitants au sommet et sous l'aisselle gauche. Température d'hier au soir 40°2, le matin 41°2.

Le 25. Les extrêmités sont froides et cyanosées ainsi que les lèvres La respiration est courte et ça et là quelques râles sous-crépitants qui indiquent des points de pneumonie lobulaire. Température d'hier au soir 40°8, le matin 40°2. Vésicatoire en arrière, continuer la potion.

Le 26. Température d'hier au soir 41°2, 172 pulsations, 80 inspirations. La pâleur de l'asphyxie se maintient, les ailes du nez sont dilatées, les yeux largement ouverts, les pupilles dilatées, râles dans toute la poitrine à bulles trop larges pour qu'on puisse soupçonner la granulie. Température ce matin 39°8, ce soir 41°5. Morte dans la soirée, pas d'autopsie.

Obs. II. Le nommé Emard (Camille), âgé de 2 ans et demi, rentre le 30 mars dans le service de M. Bergeron salle Saint-Joseph, lit n° 13.

31 mars. Pouls 100. La toux est un peu rauque avec inspiration bruyante et spasme de la glotte qui rend l'auscultation difficile, quelques râles sous-crépitants à la base gauche. Le visage semble bouffi, nulle trace d'œdème. Ipéca. Lait.

1er avril. La toux reste fréquente, parfois rauque, persistance des râles à gauche. Kermès.

Le 2. L'enfant a vomi a plusieurs reprises très-probablement sous l'influence du kermès.

Le 30. Pouls 104. Beaucoup de diarrhée. Toux rare et catarrhale. Quelques sibilances dans la poitrine. On supprime le kermès. Julep diacode.

Le 4. *L'enfant a eu hier trois quintes de coqueluche bien caractérisée.*

Le 5. Une quinte de coqueluche très-caractérisée au moment de la visite avec reprises très-nombreuses. Sirop d'ipéca, 30 grammes. Ipéca pulvérisé, 25 centigrammes.

Le 6. A la suite de l'ipéca hier, l'enfant a vomi abondamment, et a eu aussi de la diarrhée. L'enfant n'aurait eu que deux quintes dans la journée, mais moins longues que celle à laquelle on a assisté le matin à la visite.

Le 7. Pouls 136. Quatre quintes depuis vingt-quatre heures. *L'enfant vomit fréquemment dans l'intervalle des accès de sorte qu'il s'est peu alimenté.* Julep diacode.

Le 12. Le nombre des quintes n'augmente pas. L'état fébrile persiste ainsi que la diarrhée. Râles sous-crépitants dans toute la hauteur du poumon droit. Redonner l'ipéca, 30 grammes de sirop. Vésicatoire volant en arrière et à droite.

Le 13. *Râles un peu moins fins mais très-abondants des deux côtés de la poitrine.* Respiration, 64. Soif très-vive, diarrhée persistante, le vomitif a produit plusieurs vomissements.

Le 14. La diarrhée persiste et les vomissements se reproduisent même en dehors des quintes. Les râles persistent des deux côtés.

Le 15. Des deux côtés on trouve des râles crépitants très-confluents et *même du souffle à la base gauche.* Le symptôme le plus grave c'est la persistance des vomissements répetés. Réaction fébrile moins intense. Vésicatoire, lait et eau de chaux.

Le 16. Pouls. 132. Vomissements un peu moins répétés *toujours un petit nombre de quintes*. Les signes physiques de la splénisation pulmonaire gauche persistent. (Souffle retentissement vocal). 60 grammes de sirop de quinquina, lait et eau de chaux.

Le 17. Pouls, 128. Respiration, 64. Les râles sous-crépitants sont toujours très-confluents à droite. A gauche le souffle de la base persiste, mais mélangé à des râles sous-crépitants humides. L'enfant *vomit moins*, la diarrhée persiste. Soif très-vive. Ajouter 60 grammes de rhum à la potion avec quinquina.

Le 18. Pouls, 120. Le nombre de quintes oscille toujours entre quatre et cinq, moins longues d'ailleurs que les premiers jours. *Le souffle de la base gauche s'entend très-bien ce matin avec des râles sous-crépitants dans le reste de la poitrine et des deux côtés.* Continuer le traitement.

Le 19. Pouls, 128. Râles sous-crépitants du haut en bas de la poitrine et des deux côtés.

Le 20. Pouls 124. Souffle persistant à la base gauche et râles dans tout le côté droit. Les lèvres sont un peu cyanosées. La diarrhée persiste.

Le 21. Pouls 116. Respiration, 60. La teinte violacée des lèvres et la pâleur du visage sont plus marquées. Même nombre de quintes.

Le 22. Pouls, 116. Le visage a encore pâli depuis hier, les lèvres ont pris une teinte lilas. *Les quintes, quoiqu'encore rares sont très-violentes.* (50 grammes de rhum).

Le 23. Pouls, 120. Respiration, 52. Vésicatoire volant à la base gauche. Continuer la potion alcoolique.

Mort à 2 heures.

Pneumonie lobaire.

D'après MM. Rilliet et Barthez la pneumonie lobaire serait très-rare. Il est certain qu'elle est beaucoup moins fréquente que la broncho-pneumonie. Elle est du reste moins dangereuse. Dans tous les cas que nous avons vus, les quintes de toux ont disparu ou ont considérablement diminué. Dans un cas chez un enfant rachitique, la température s'est élevée à un moment donné jusqu'à 40°8, on a compté 130 pulsations et 96 inspirations et cependant l'enfant a guéri. La maladie évolue avec une extrême rapidité.

Obs. III. — Le nommé Hunauld, âgé de 4 ans, entre le 14 mars 1878 dans le service de M. Bergeron, salle Saint-Benjamin, lit n° 16.

Cet enfant a été pris de coqueluche à la fin de décembre. Les quintes n'ont jamais été très-violentes, il n'a jamais eu de vomissement ni d'épistaxis. Depuis huit jours l'enfant tousserait davantage. Rougeole il y a deux ans.

15 mars. Les quintes de coqueluche sont très-caractérisées mais ne sont ni longues ni fréquentes. La percussion donne un peu d'obscurité du son au sommet droit avec bruit d'expiration soufflante. Vomitif, sirop d'ipéca, 30 grammes, poudre d'ipéca, 30 centigrammes.

Le 16. Potion kermès. Ventouses sèches.

Le 14. La coqueluche avait suivi son cours d'une façon assez modérée pour qu'on ait renoncé à essayer sur lui le valérianate de caféine lorsque ce matin on trouve l'enfant avec de la fièvre. On ne trouve dans les poumons qu'un peu de submatité dans l'espace scapulo-rachidien droit. Eruptions sur le corps de vésicules dont les unes sont remplies de sérosité et les autres sont béantes et même profondément ulcérées, ces dernières avaient été constatées il y a deux jours.

Le 21. Les ulcérations restent béantes, elles sont profondes, sanieuses. Mais de plus ce matin *la dyspnée est extrême et l'on constate en effet une pneumonie à droite.* Ventouses sèches, potion au rhum. Vin de quinquina.

Le 22. Mort.

Bronchite capillaire.

Nous n'avons trouvé que 4 cas de bronchite capillaire. Les 4 enfants sont morts et la maladie a marché très-vite. Elle revêtait la forme suffocante; dans un seul cas, les quintes ont persisté. Les enfants atteints avaient de 2 à 4 ans.

Obs. IV. — Le nommé Flamand, âgé de 2 ans, est rentré le 27 février 1878 dans le service de M. Bergeron, salle Saint-Benjamin, lit nº 10.

Depuis huit jours cet enfant tousse ; cette toux survient par quintes qui ont augmenté de nombre surtout depuis huit jours. Depuis hier l'enfant est très abattu et ne veut prendre aucune nourriture.

27 juin, soir. Respiration, 60. Pouls, 156. Température, 39°4. Quinte de coqueluche. *Râles humides et fins dans toute la hauteur des deux poumons.*

Le 28. L'enfant est très-oppressé ce matin. On trouve

en effet des deux côtés des râles très-fins. Le chromatisme est extrêmement marqué, mais la reprise sifflante manque.

Le 29. *Statu quo*. Ventouses. Rhum. Vésicatoire. L'oppression augmente.

Mort le 3 juillet.

Obs. V. — La nommée Marguerite Remey, âgée de 3 ans 1/2, rentre dans le service de M. Bergeron, le 27 février.

Elle a eu la rougeole il y a deux ans. Pas de diarrhée, appétit nul. Abattement et somnolence. Fièvre ardente.

27 février, soir. Quinte de coqueluche dans la journée. Oppression assez vive. Respiration, 44. Pouls, 140. Température, 38°6. Râles crépitants et sous-crépitants des deux côtés de la poitrine.

Le 28. Respiration, 72. Pouls, 184. Rhum, 20 grammes. Noix vomique, 05 centigrammes.

Mort le soir.

Congestion pulmonaire.

Nous n'avons trouvé, dans toutes les observations de M. Bergeron, que 4 cas de congestion pulmonaire. Les enfants avaient une bronchite généralisée sans grande intensité, sans dyspnée, puis tout d'un coup la température s'élevait et l'on constatait de la submatité un peu de souffle et le lendemain tout avait disparu, il ne restait plus que des râles sous-crépitants assez gros.

Méningite tuberculeuse.

D'après tous les auteurs la méningite tuberculeuse serait très rare. MM. Rilliet et Barthez n'en ont trouvé que deux cas. Nous en avons un cas. Nous pensons que la coqueluche dans ce cas a fait naître la tuberculose car l'enfant avait été bien portant jusqu'alors, les parents n'étaient pas tuberculeux et les symptômes de méningite tuberculeuse ne se sont montrés qu'après la coqueluche. Les tubercules ont donc évolué après elle et par elle.

Obs. VI. — La nommée Devinck (Eugénie) âgée de 4 ans entre dans le service de M. Bergeron à l'hôpital St-Eugénie, salle Ste-Mathilde lit n° 13, le 21 mai.

Pas d'antécédents tuberculeux héréditaires ; les parents et deux autres enfants se portent bien. L'enfant n'a jamais été forte, elle a eu la rougeole il y a deux ans et la coqueluche au commencement de février. Les quintes ont duré jusqu'à la fin d'avril et depuis l'enfant est malade. Il y a cinq jours l'enfant a été prise de céphalalgie persistante, de vomissements répétés, de diarrhée légère, en même temps que de fièvre. Contractures des membres supérieurs, pendant ces crises nerveuses alternatives de rougeur et de pâleur. Cris presque continuels ; dans l'intervalle somnolence. Pas de vomissements depuis hier ; pas de strabisme ; regard fixe par instants. Légère inégalité de dilatation des deux pupilles. La respiration commence à devenir suspirieuse. Ventre flasque non déprimé, iodure de potassium.

22 mai. Depuis l'entrée l'enfant s'est déprimée. Le pouls est irrégulier, 76 pulsations, 28 inspirations sans intermittence mais inégales comme profondeur. La sensibilité reflexe est très-affaiblie au membre inférieu droit. La sensibilité à la douleur est aussi amoindrie

dans le bras droit. Pas de strabisme, pas de nouveaux vomissements ; ventre un peu plus déprimé qu'hier. Auscultation et percussion négatives, iodure de potassium.

Le 23. L'état comateux s'accentue de plus en plus. Aujourd'hui la respiration suspirieuse avec temps d'arrêt considérable est le fait dominant. Les inégalités du pouls persistent. Il y a ce matin un peu d'hémiplégie à droite. Le ventre est déprimé, pâteux et flasque, iodure de potassium.

Le 24. Statu quo ; un peu de strabisme convergent de l'œil droit, iodure de potassium.

Le 25. Etat comateux constant sans cris, sans gémissement. Le pouls très-irrégulier ainsi que la respiration. Les pupilles sont dilatées. Le ventre se déprime de plus en plus, la peau a perdu son élasticité, iodure de potassium.

Mort le 28 mai.

La méningite est indéniable quoiqu'il n'y ait pas d'autopsie.

Tuberculose généralisée.

MM. Barthez et Rilliet disent que cette complication est très-rare et en effet nous n'en avons trouvé que 4 cas sur 103 observations.

Obs. VII. — La nommée Jeanne Roux, âgée de trois ans entre dans le service de M. Bergeron, salle Ste-Mathilde lit n° 9, le 17 septembre 1878.

Les parents sont bien portants, un des enfants est mort de convulsions.

L'enfant est nouée, rachitique, n'a jamais eu une bonne santé, elle a toujours été souffrante; depuis 6 mois qu'elle est revenue de la campagne elle est souffreteuse. Elle a des quintes de coqueluche depuis deux mois, elle serait très-oppressée.

17 septembre. Aujourd'hui on trouve T. 38° 2, R. 88, P. 176. La poitrine est très-déformée. Les deux poumons en arrière sont pleins de râles fins de haut en bas il y a de plus, en avant du souffle à gauche sous la clavicule.

Le 18. P. 160, R. 64, statu quo, ventouses, etc., vomitif.

Le 19. Le vomitif n'a produit aucun effet.

Le 20. P. 140. La respiration est toujours fréquente, le souffle persiste en avant avec bouffées de râles sous-crépitants.

Le 21. Hier soir, oppression extrême.

Le 24. Mort.

Autopsie.

Les deux poumons sont farcis de tubercules et de lésions de broncho-pneumonie concomitante. Les ganglions sont caséeux et volumineux, on trouve des tubercules sur le péritoine dans la rate sur le foie.

Péritonite tuberculeuse.

Obs. VIII. — Le nommé Mons entre à l'hôpital dans le service de M. Bergeron, salle St-Joseph, le 29 juin.

L'enfant était très-bien portant jusqu'à il y a 5 mois, époque à laquelle il a eu la coqueluche. A la suite de cette coqueluche a perdu l'appétit, il toussait et se plaignait surtout du ventre. L'enfant a toujours été pâle mais se portait bien.

30 juin. Pouls 116, assez faible ; rien de nouveau depuis l'entrée, l'enfant a mangé ce matin sans appétit, le ventre est volumineux surtout dans la région hypogastrique peu douloureux au palper, ce qui permet de constater dans la région sous-ombilicale une rénitence profonde inégale, présentant des bosselures bien accusées surtout à droite. On sent de plus à la surface de cette rénitence de petites saillies très-multipliées qui donnent un peu la sensation que l'on éprouve lorsqu'on presse la main sur une tige de maïs. Pas de différence de son en arrière. Le murmure respiratoire est normal. En avant, un peu de submatité à la partie la plus interne de la région claviculaire gauche sans bruit d'expiration, ni retentissement de la voix. Badigeonnage sur le ventre avec la teinture d'iode.

1er juillet. Selle diarrhéique.

Le 2. Statu quo, bromure de potassium.

Le 3. L'enfant se plaint du ventre.

Le 7. Pouls 116. Appétit capricieux, vomissement, continuer le traitement.

Le 11. La maladie suit son cours, pas de changement dans la rénitence abdominale, ventre toujours un peu douloureux, pas de fluctuation : on constate au niveau de la région sus-épineuse droite une diminution de sonorité avec exagération manifeste des vibrations thoraciques, mais sans retentissement vocal exagéré. Friction avec l'onguent napolitain belladoné, etc.

Le 22. Le palper ne révèle aucune modification dans

l'état du ventre. L'enfant mange avec plaisir la viande crue.

Le 27. L'enfant s'affaiblit, ne mange plus, il n'a pris ce matin qu'un peu de glace.

Les parents le retirent aujourd'hui 27 juillet.

Cet enfant s'était toujours bien porté jusqu'alors il n'avait jamais été malade, malheureusement je ne sais pas s'il avait des antécédents tuberculeux, mais il est certain que la coqueluche a précipité la marche des tubercules chez cet enfant s'il y était prédisposé, ou bien les a fait naître. La péritonite tuberculeuse ici est très-manifeste, et ce n'est pas une complication fréquente car nous n'en avons trouvé qu'un cas sur 103.

Tuberculose pulmonaire.

D'après nos observations la tuberculose pulmonaire frapperait les enfants un peu âgés ; sur les 6 observations que nous avons deux enfants étaient âgés de 7 ans, et dans notre statistique nous n'avons trouvé que trois enfants de 7 ans qui aient eu la coqueluche. La phthisie pulmonaire se développe presque immédiatement après la coqueluche, les enfants n'ont plus de quintes véritables mais ils continuent de tousser, ils maigrissent, ils ont des sueurs, et l'on trouve à l'auscultation tous les signes de la tuberculose.

Obs. IX. — Le nommé Georges Fournier, âgé de 5 ans et demi, est entré dans le service de M. Bergeron, salle Saint-Benjamin, n° 8, le 18 octobre 1878.

Au commencement du mois de mars 1878 cet enfant

eut la coqueluche ; les quintes de coqueluche ne durèrent que deux mois environ ; la coqueluche passée, la toux persista et n'a pas cessé depuis ce temps ; l'enfant n'a pas de diarrhée, il transpire beaucoup pendant la nuit. Pas de crachats, pas d'apparence de fièvre le soir.

Matité au sommet droit en avant et en arrière ; expiration soufflante en avant sans râles; *en arrière, dans la fosse sous-épineuse, souffle cavitaire avec râles*, sous-crépitants secs ; dans la fosse sous-épineuse, à gauche, matité moins absolue, respiration soufflante avec expiration prolongée plus marquée en avant qu'en arrière.

19 octobre. Vésicatoire en avant. Sirop iodo-tannique 30 grammes.

8 novembre. Depuis 2 jours l'enfant pâlit, les sueurs nocturnes sont très-abondantes et l'appétit paraît un peu moins vif ; suppression du vin créosoté qu'on donnait depuis le 22 octobre, sulfate neutre d'atropine un quart de milligramme.

Le 9. Aucune modification dans les sueurs.

Le 10. Les sueurs sont toujours aussi abondantes.

Le 13. Le sulfate neutre d'atropine a produit de la dilatation pupillaire mais pas d'effets thérapeutiques.

Le 15. Suppression de l'atropine. Tannin 0, 30 centigrammes.

Le 28. Les sueurs ont diminué sensiblement.

Emmené par les parents le 30 novembre.

Emphysème pulmonaire.

Nous allons aborder une question bien controversée. La coqueluche engendre-t-elle l'emphysème? Oui disent Trousseau et M. le professeur Jaccoud. Non disent MM. Rilliet et Barthez. D'après ces derniers l'emphysème n'existerait jamais dans la coqueluche non déjà compliquée d'une broncho-pneumonie ou d'une affection pulmonaire grave, et ils ajoutent que pour qu'il y ait emphysème il faut absolument une distension exagérée des vésicules pulmonaires. Rien de semblable dans la coqueluche, les alvéoles se vident petit à petit à chaque expiration et quand il survient une reprise, une inspiration sifflante, il ne rentre qu'une petite quantité d'air à cause du spasme de la glotte qui diminue considérablement le calibre du larynx.

Quant à nous nous avons fouillé dans toutes les observations de M. Bergeron et elles sont nombreuses, de plus nous avons lu et relu nos 103 observations et nous n'avons trouvé que 3 observations où il était incidemment parlé de l'emphysème. Nous allons citer presque textuellement. Le malade était à la fin d'une pneumonie.

8 juin. Pouls 144, respiration 41. Très-affaissée ce matin, la respiration donne toujours un son obscur des deux côtés en arrière du sommet, mais plus obscure en avant sous la clavicule droite que sous la clavicule gauche. Cependant on ne perçoit pas de souffle, mais seulement un mélange de râles sous-crépitants et de râles humides à bulles larges; en plusieurs endroits l'expansion

vésiculaire est presque nulle, soit qu'il y ait des points d'atélectasie, *soit qu'il se soit fait plus probablement de l'emphysème sous l'influence de la coqueluche.*

Comme on le voit cette observation n'est guère concluante. L'enfant fut retiré par les parents.

Dans une autre observation de coqueluche compliquée de pneumonie nous trouvons dans la note du 13 février les lignes suivantes : « Pas de changement dans les signes physiques, seulement à droite il existe de la disproportion entre la résonnance et le peu d'ampleur du minimum respiratoire, il s'est produit de l'emphysème, à gauche la matité n'est plus marquée mais le souffle et les râles persistent.

Obs. X. — La nommée Gauden (Juliette), âgée de 3 ans, entre le 5 février 1878 dans le service de M. Bergeron, salle Sainte-Mathilde, lit n° 15.

6 février. L'enfant a depuis 3 semaines de violentes quintes de coqueluche; on croit en avoir constaté 30 hier, dont le chromatisme est très-caractérisé mais sans reprises sifflantes. Une quinte se produit pendant la visite, les reprises sont nombreuses mais sans spasme de la glotte et se terminent par l'expectoration de crachats sanguinolents, car l'ulcération sublinguale est très-marquée et de plus les lèvres sont ulcérées. Apyrexie complète.

2 mars. Les bronches sont toujours libres, on soigne l'enfant par le bromure de potassium, il survient un assoupissement assez grand pour que l'enfant ne se relève pas même pendant les quintes, les choses restent ainsi ou à peu près jusqu'au 8 mars.

Le 8. Le nombre des quintes est à peu près le même, peu considérable d'ailleurs, langueur extrême, lèvres cyanosées, visage pâle. Cependant les signes physiques se réduisent à quelques râles aux deux sommets, quelques-uns encore dans le reste de la poitrine. Quant à la diminution du son constaté à gauche elle n'est que relative et un examen attentif démontre qu'il y a plutôt exagération de la sonorité à droite *où l'on trouve en effet en avant une voussure manifeste que l'on ne peut rapporter qu'à l'emphysème.*

L'enfant meurt le 14 mars. Pas d'autopsie.

Ainsi donc dans cette observation on a constaté de l'emphysème avec voussure, l'autopsie n'a pas été faite, mais l'emphysème était manifeste et cependant les bronches étaient absolument libres. Donc malgré l'opinion de MM. Barthez et Rilliet, nous croyons à l'emphysème comme complication de la coqueluche, mais nous en faisons une des complications les plus rares de la coqueluche.

Pneumonie caséeuse.

Obs. XI. — La nommée Sorlet (Adrienne), âgée de 4 ans, rentre le 25 mars dans le service de M. Bergeron, salle Sainte-Mathilde, lit n° 11.

Père et mère en bonne santé, l'enfant a été nourrie au sein jusqu'à 20 mois, elle n'a jamais été malade, elle a la coqueluche depuis quelque temps. Mais depuis le 20 mars elle paraît beaucoup plus mal, elle est très-agitée la nuit, tousse fréquemment et se plaint constamment.

25 mars au soir. L'enfant a eu plusieurs quintes de coqueluche avec reprises sifflantes et toux chromatique suivie d'expectoration d'un mucus filant jaune verdâtre. La respiration est pénible, à type respiratoire; les pommettes colorées, surtout la gauche; dans la poitrine râles sous-crépitants assez fins et nombreux à la base droite, quelques râles disséminés à gauche. En avant et à droite diminution du son sous la clavicule droite, respiration soufflante au même point avec râles sous-crépitants éclatants, d'autres râles plus fins s'entendent dans les fortes inspirations.

Le 26. En avant et sous la clavicule droite submatité sans souffle mais râles très-confluents et éclatants.

Le 27. Le nombre et l'intensité des quintes se modifient peu.

4 avril. La complication thoracique s'est améliorée sans que la coqueluche elle-même se soit sensiblement modifiée.

Le 14. L'enfant pâlit et s'amaigrit très-notablement depuis quelques jours sans que les quintes aient augmenté ni de fréquence ni d'intensité, mais les signes physiques expliquent suffisamment l'aspect général et la diminution des forces. En effet indépendamment des râles crépitants et muqueux que l'on entend dans toute la poitrine, on trouve aux deux sommets et particulièrement au sommet droit dans la région sous-claviculaire avec une submatité du souffle et du gargouillement. De plus l'enfant a de la diarrhée. Les parents retirent l'enfant le 28 avril.

L'enfant s'était toujours bien portée, les parents sont d'une bonne santé, et sous l'influence de la coqueluche nous avons vu se développer les cavernes pulmonaires dues à une pneumonie se terminant par abcès ou bien au ramollissement de tubercules. Ce qui pourrait nous faire croire à cette dernière hypothèse ce serait peut-être la diarrhée. Malgré les désordres pulmonaires les quintes ont persisté. L'enfant a été rétirée par les parents le 28 avril,

Pleurésie (rougeole, granulie).

L'observation qui va suivre est très-intéressante en ce sens qu'elle nous fait assister jour par jour à une coqueluche de 6 mois, nous la voyons se dérouler devant nous avec toutes ses complications. Dans sa première période ou période catarrhale, la raucité de la voix est telle qu'elle simule le croup. Ce n'est que quelques jours après l'entrée que les quintes de toux sont caractéristiques, et cependant malgré la coqueluche entre les quintes le malade conserve toujours une toux catarrhale surtout pendant la nuit. Trois semaines après l'entrée on constate une pleurésié de la base gauche, les quintes de coqueluche ne diminuent que quand la pleurésie commence à diminuer. Au 12e jour de la pleurésie qui ne laisse plus ni souffle ni matité, on voit réapparaître les quintes de toux qui sont très-fréquentes et très-violentes. L'enfant a une pneumonie du sommet, elle disparaît, mais quelques jours après il se remet à tousser; la température s'élève le soir, il maigrit, il a de la diarrhée, les quintes de coqueluche sont très-atténuées, elles ont presque entièrement disparu. Une rougeole survient, elle disparaît sans complication, la diarrhée persiste, les douleurs de ventre aussi, l'enfant continue à maigrir, à avoir de la fièvre le soir ; on constate une caverne à droite et une bronchite généralisée coïncidant sans doute avec le développement de la granulie.

Obs. XII. — Le nommé Barand (Aimé), âgé de 5 ans, entre le 16 novembre 1874 dans le service de M. Bergeron, salle Saint-Benjamin, lit nº 9.

18 novembre. Pouls 92. Résonnance normale, râles humides, dans les efforts de toux l'air pénètre largement dans la poitrine, la voix est voilée et la toux est un peu éteinte, pas d'empâtement sous-maxillaire, pas d'engorgement ganglionnaire. Sous l'influence des efforts de toux le spasme se produit et la toux devient sifflante.

Le 20. Pouls 80. La toux est encore rauque par moment lorsqu'elle est violente, mais elle est d'abord catarrhale. Pendant les quintes de toux la respiration est un peu sifflante.

Le 22. Pouls 100. Hier pendant la visite l'enfant a eu une quinte très-analogue à celle de la coqueluche. Cela ne s'est pas reproduit. Pendant la nuit la toux a été rauque, les râles sont un peu moins confluents, et au moment de la visite l'enfant a réellement une quinte de coqueluche.

Le 24. Les quintes de coqueluche se sont caractérisées, sont devenues plus fréquentes.

Le 28. Statu quo. Extrait de belladone 0,01 cent.

4 décembre. Entre les quintes on constate encore de la toux catarrhale.

Le 12. Le nombre des quintes augmente, l'enfant a de la fièvre et une bronchite généralisée avec prédominance des râles à droite.

Le 21. Les quintes ont un peu diminué d'intensité et de nombre. Les râles sont un peu plus discrets.

8 janvier. La coqueluche suivait son cours avec un peu d'atténuation. Le catarrhe bronchique était presque nul lorsqu'on trouva ce matin l'enfant pleurant avec 150 pulsations et accusant des douleurs de ventre. Auscultation et percussion négative, légère rougeur au pourtour de l'isthme, sans tuméfaction ni exsudat, langue rose humide, il accuse une douleur à la région ombilicale, pression douloureuse, selles régulières. Température le matin, 40°,2. Le soir température, 40°7.

Le 9. Pouls 144. Pas de délire dans la nuit, pommettes toutes deux colorées. Submatité à la base gauche en arrière avec souffle à l'expiration.

Le 10. 140 pulsations. 52 inspirations.

La matité est plus accusée qu'hier à la région moyenne et la matite est réelle à la base, le souffle est aussi plus étendu, plus intense, *il y a du retentissement égophonique et absence de vibrations thoraciques*. Continuer la digitale, etc.

Le 11. Pouls 116. La matité du quart inférieur persiste, la région moyenne résonne mieux, et au souffle proprement dit a succédé une respiration soufflante plus marquée pendant l'expiration. L'égophonie persiste tout à fait en bas, mais les vibrations thoraciques ont reparu en partie dans le tiers moyen. Les quintes de coqueluche, qui avaient été à peine *modifiées au début de la pleurésie*, sont aujourd'hui très-atténuées comme nombre et comme intensité.

Le 12. L'enfant est tout à fait bien ce matin. Abaissement brusque de la température. On entend dans la poitrine le souffle très-amoindri. Dans la fosse sous-épineuse des râles humides à bulles égales.

Le 13. 68 pulsations irrégulières. Ce matin, on retrouve à la région moyenne, sous une diminution de son bien accusée, des bouffées de râles sous-crépitants avec un peu de souffle. Un peu au-dessous, respiration assez pure. Dans le quart inférieur, on retrouve un souffle doux, lointain, expiratoire, avec quelques bulles discrètes et profondes. Cette poussée nouvelle, à la région moyenne, est en rapport avec l'élévation de la courbe, 39°,9, qui s'est produite hier au soir.

Le 15. Pouls, 68, lent et irrégulier. Rien de nouveau dans les signes physiques.

Le 19. Pouls, 76. Température, 37°.

Le 22. Les quintes sont devenues très-violentes et très-fréquentes.

Le 23. Le souffle, la matité ont disparu. Râles à bulles larges disséminées. Dix quintes par jour. L'enfant paraît très-affaibli.

Le 10 février. La décroissance de la coqueluche a lieu lentement, sous l'influence de la belladone. L'enfant a de la diarrhée.

Le 27. L'enfant allait très-bien de sa coqueluche, lorsque la température s'est élevée à 40°,5. La pression sur le ventre est très-douloureuse, rougeur de l'isthme, un peu de rougeur de la peau, mais sans pointillé.

Le 28. Température, 40°. La fièvre persiste, ainsi que la rougeur de l'isthme, mais sur la peau pas d'éruption.

Le 1er mars. Température, 40°,5. Pouls, 142. On entend, dans un espace étendu de l'aisselle du côté droit, des râles crépitants, sans soufflé ni rudesse de la respiration.

Le 2. Température, 39°,4. Au point où l'on a constaté hier les râles fins, on constate ce matin, avec une sécheresse un peu moindre de ces râles, de la respiration soufflante.

Le 4. Les râles crépitants persistent en un seul point assez limité. Les râles sous-crépitants se sont généralisés, Vésicatoire à droite.

Le 6. Les râles ont diminué. En arrière et à droite, ils ont perdu leur caractère de râles crépitants. Température le matin, 39°,2. Température le soir, 40°,3.

Le 7. Température le matin, 39°,2. Température le soir, 40°,8. Les râles deviennent plus confluents à droite.

Le 8. Le ventre est tendu, douloureux à la pression, les veines sous-cutanées sont développées, surtout à gauche, là où la pression provoque de plus grandes douleurs. La diarrhée constatée depuis avant-hier persiste.

Le 9. La respiration est rude aux deux sommets. Rude aussi dans la partie supérieure du poumon droit. *Selles toujours diarrhéiques.*

Le 14 mars. 84 pulsations. Pouls inégal et régulier. La respiration soufflante persiste au sommet droit.

Le 18. Pas de changement dans les signes physiques et néanmoins la température s'élève tous les soirs. 38°,8, le soir.

Le 19. 96 pulsations. Depuis que les râles ont diminué dans la poitrine l'enfant a considérablement maigri. Il se plaint continuellement du ventre, l'on sent de l'empâtement, mais pas d'induration par le palper, la diarrhée continue. *Les quintes de coqueluche ont presque entièrement disparu.* Respiration toujours rude au sommet droit.

Le 22. L'enfant tousse davantage. Hier les yeux étaient injectés, et ce matin on constate une rougeole généralisée.

Le 24. L'éruption s'est effacée. Les râles persistent, très-nombreux, mais sans souffle. La courbe atteint tous les soirs 40°. La diarrhée n'a pas diminué.

Le 30. La diarrhée persiste, avec douleurs de ventre. La température est très-élevée tous les soirs. Il n'y a aucun changement dans les signes physiques au sommet du poumon droit.

Le 7 avril. L'état fébrile se maintient en même temps que l'amaigrissement s'accuse davantage. La toux a perdu son caractère de coqueluche, mais elle reste fréquente. La matité du sommet droit persiste, il y a de l'expiration soufflante.

Le 21. La diarrhée persiste, l'enfant continue à maigrir, les signes physiques ne se sont modifiés qu'au sommet droit et en avant, où l'expiration est devenue plus soufflante et où l'on entend des râles éclatants à bulles très-larges.

Le 8 mai. La courbe est restée constamment élevée, surtout le soir. L'amaigrissement a fait des progrès rapides, ainsi que la dyspnée. Le timbre de la voix s'est voilé. La toux est plus fréquente, et enfin aux signes de tuberculose commençants ont succédé ceux d'une caverne au sommet droit et d'une bronchite générale des petites bronches coïncidant sans doute avec ledéveloppement de la granulie. Du côté du péritoine pas d'aggravation, mais la diarrhée persiste.

L'enfant sort. Cette complication est chose rare, car nous n'avons constaté qu'une seule pleurésie dans toutes nos observations (103). Est-ce bien la coqueluche qui a ici donné naissance à la tuberculose pulmonaire et intestinale? En tout cas, il serait permis de le supposer étant donné la durée si longue de la coqueluche. A son entrée, l'enfant ne présentait aucun symptôme de tuberculose. L'auscultation ne permettait d'entendre que quelques râles humides. La rougeole n'est survenue qu'à la fin, alors que l'enfant avait déjà de la respiration soufflante au sommet droit. La température s'élevait tous les soirs, l'enfant maigrissait et l'on avait constaté de l'empâtement dans l'abdomen, ce qui expliquait la douleur persistante de l'enfant. De plus, la diarrhée était continuelle. Donc ce n'est pas la rougeole qui, dans le cas actuel, a fait évoluer la phthisie, et alors on en arrive à regarder la coqueluche, comme la cause véritable de la tuberculose, qui a du reste été puissamment aidée par le séjour prolongé de l'enfant à l'hôpital.

Adénopathie bronchique.

Nous avons lu dans la thèse de M. Baretty que la coqueluche pouvait faire naître l'adénopathie bronchique. Nous croyons la chose rare, très-rare, d'autant plus que le diagnostic de l'adénopathie bronchique n'est pas toujours facile à faire. Nous donnons l'observation suivante, comme pouvant se rattacher à l'adénopathie, mais nous avouons que cette observation n'est pas concluante.

Obs. XIII. — La nommée Baratte (Lucie), âgée de 6 ans, rentre le 15 avril 1875 dans le service de M. Bergeron, salle Sainte-Mathilde, lit n° 16.

Le père se porte bien, mais la mère est morte de phthisie pulmonaire. L'enfant a été élevée au biberon jusqu'à seize mois; elle tousse depuis longtemps. L'appétit est bon, pas de diarrhée. Le père n'a pas pu dire si la toux ressemblait à une toux de coqueluche. L'état général, du reste, paraît assez satisfaisant.

Le 15 avril, soir. L'enfant a des quintes de coqueluche assez fréquentes (environ une par heure), mais sans être très-intense; si la reprise est peu marquée, la quinte, en revanche, est nettement chromatique. Pas d'ulcération du frein.

Le 16. Dans l'intervalle des quintes il y a souvent de la toux catarrhale simple. La percussion donne un son normal du haut en bas des deux côtés; peut-être, cependant, le son est-il un peu plus obscur des deux côtés de la colonne vertébrale, au niveau des trois premières dorsales. A ce niveau, la respiration est bruyante (hier à la consultation, véritable cornage), on trouve de plus des sibilances, des râles humides un peu plus abondants à la base gauche qu'à droite.

Le 17. Ce matin, à la visite, l'enfant a une quinte véritable de coqueluche avec reprise sifflante. L'état général de l'enfant est bon.

Et maintenant nous sommes à nous demander si c'est la coqueluche qui a engendré les ganglions, ou bien si ce sont les ganglions qui ont causé dans les premiers temps cette toux coqueluchoïde. La toux que l'on a constatée chez l'enfant est bien celle de la coqueluche. Si nous n'avions affaire qu'à des ganglions, la toux reviendrait bien par quintes, reviendrait bien par accès, mais nous n'aurions pas ces reprises sifflantes avec rejet de mucosités, et puis l'état général serait plus mauvais. De plus, l'engorgement ganglionnaire ne peut être attribué sûrement à la coqueluche, car nous ne savons à quelle époque elle aurait commencé.

Ecchymose sous-conjonctivale.

Si nous signalons ici l'ecchymose sous-conjonctivale, c'est pour en faire remarquer le peu de fréquence, car cette complication n'offre aucune gravité, nous avouons avoir été très-étonné de la trouver si peu fréquente, surtout quand nous nous rappelons avoir vu survenir si souvent des épistaxis dans les quintes violentes de coqueluche.

Obs. XIV. — Montel (Charles), âgé de 5 ans 1/2, est rentré le 13 janvier 1872 dans le service de M. Bergeron.

Le 14 janvier. Enfant fortement constitué, n'a jamais été malade ; il tousse depuis deux semaine, depuis huit jours environ les quintes sont devenues franchement sifflantes, et dans ces quintes s'est produite l'ecchymose oculaire que l'on constate aujourd'hui. L'ecchymose palpébrale et sous conjonctivale est très-marquée des deux côtés. Pas d'épistaxis.

Le 22. Les ecchymoses oculaires disparaissent lentement. Le nombre des quintes diminue, pas de complication thoracique.

Le 31. Ecchymoses presque disparues, il ne reste plus qu'un petit triangle ecchymotique à l'angle externe de l'œil. L'enfant est apyrétique.

Le 4 février. Une quinte tous les deux jours.

Anémie. — Cachexie. — Gangrène de la bouche.

Chez la jeune Marguerite Duroc la coqueluche, par sa longue durée, par son intensité et par la cachexie qu'elle a amenée chez cette enfant a été la cause de la gangrène de la bouche. En effet il n'est pas étonnant que cet accident soit survenu étant donné la fréquence des quintes et leur grande intensité. La vitalité des tissus était énormément diminuée et ce qui chez un enfant bien portant n'aurait été qu'un léger érythème est devenu chez celle-ci une plaque gangréneuse. Et lorsque l'état général a changé, lorsque l'enfant a semblé renaître nous avons vu les plaques gangréneuses cesser leur marche progressive, se circonscrire d'un liséré rouge. La lèvre inférieure se déterge ainsi que la gencive, la muqueuse revient petit à petit à son état normal pendant que les quintes de leur côté diminuent sensiblement, il ne reste plus que le séquestre du bord alvéolaire. Quelque temps après, l'enfant sort de l'hôpital parfaitement guérie et absolument bien portante.

Chez le jeune Bousquet le cas est plus complexe, car il a commencé par avoir une stomatite ulcéro-membraneuse et la coqueluche, il sort de l'hôpital guéri de sa stomatite mais non de sa coqueluche. Vingt jours après il revient à l'hôpital, les quintes sont très-intenses, après ces quintes il rend des crachats contenant du sang. La cachexie est très-prononcée. Il survient une poussée aiguë de tubercules et la gangrène de la bouche se déclare. A l'autopsie on trouve les tubercules, et la partie du maxillaire qui correspondait à l'ulcération gangréneuse est à nu et même nécrosée.

Obs. XV. — La nommée Marguerite Duroc âgée de 4 ans est entrée le 25 février dans le service de M. Bergeron, salle Sainte-Mathilde, lit n° 22.

Les parents sont bien portants, l'enfant a eu des convulsions à deux ans. Elle a la coqueluche depuis deux mois et la fièvre depuis trois jours. L'appétit est nul.

Le 26. Les quintes de coqueluche sont très-fortes et très-nombreuses (20 environ); dans la poitrine, sans diminution de sonorité, on trouve dans la fosse sous-épineuse du côté gauche des râles sous-crépitants secs et éclatants sans souffle. A droite râles humides assez nombreux mais sans sécheresse.

Le 27. Pas de changement dans les quintes. Bromure de potassium 2 grammes.

Le 7. 11 quintes.

Le 8. Id.

Le 9. 12 quintes, bromure de potassium 3 grammes.

Le 10. Bromure de potassium 4 grammes, 10 quintes.

Le 12. Ce matin l'enfant est abattue, somnolente, la face un peu pâle, inappétence, pouls 168. Le pouls est petit, filiforme, il n'y a cependant aucun changement dans les signes physiques de la poitrine.

Le 13. Respiration 54. Hier soir l'enfant était dans l'abattement le plus complet. Dans la poitrine les râles étaient généralisés, confluents, et plus fins aux deux bases.

Le 14. Pouls 148. Le pouls reste petit, faible, insaisissable, les râles sont toujours confluents mais à bulles larges. La respiration est soufflante au sommet gauche l'enfant est moins abattue.

Le 15. Pouls 134. Respiration 57. L'enfant est beaucoup moins abattue ce matin, le pouls est plus fort. La respiration reste toujours soufflante au sommet du poumon gauche.

Le 16. L'enfant est dans un état d'affaissement considérable. Teinte cyanosée du visage. *Un peu de gingivite ulcéreuse.*

Le 17. Noix vomique 0,05 en cinq paquets.

Le 18. L'enfant est mieux.

Le 21. Avant-hier, malgré la persistance des râles l'état des forces s'était un peu relevé. Hier au contraire l'enfant était presque dans le collapsus avec teinte asphyxique très-marquée. Mais, dans la journée, l'enfant s'est un peu alimentée et l'affaissement était moindre dans la soirée; ce matin on la trouve assise sur son lit *et après une quinte violente de coqueluche* on trouve les râles moins confluents.

Le 25. Pour la première fois on a constaté à la partie inférieure de la joue droite, à deux centimètres au-dessous de la commissure labiale, une tache d'un rose violacé en même temps qu'une induration manifeste des tissus et au point correspondant de la muqueuse buccale une plaque gangréneuse ayant envahi la gencive. Odeur caractéristique. Cautérisation au fer rouge.

Ce matin on compte 132 pulsations, le pouls est misérable, filiforme, l'odeur gangréneuse persiste. Le nombre des quintes paraît avoir diminué. La plaque ne s'est pas étendue sur le côté et en arrière. Mais en avant au niveau de la canine et de l'incisive droite, il y a une plaque grisâtre à base indurée qui correspond à une petite traînée violacée de la peau au-dessous de la commissure. Cautérisation de cette nouvelle plaque. Rhum et quinquina.

Le 26. Pouls 128. La plaque gangréneuse s est étendue sur la lèvre en face de l'incisive médiane droite, la tuméfaction extérieure est restée ainsi que la rougeur. Ecoulement sanguinolent par l'oreille droite.

Le 27. Pouls 134. Chlorate de potasse. Injection avec vin aromatique.

Le 28. La plaque gangréneuse paraît arrêtée. L'induration des tissus est également stationnaire.

Le 30. L'état général est meilleur. Le sphacèle ne

s'est pas étendu et les plaques sont circonscrites par un liséré rouge vif qui indique une tendance à l'élimination.

Le 2 avril. La lèvre inférieure se déterge. Toute trace de gangrène a disparu. La muqueuse revient à son état normal. Le nombre des quintes a sensiblement diminué et après les quintes les râles sont très-discrets.

Le 10. L'enfant va très-bien. La muqueuse est complétement réparée, il reste seulement le séquestre du bord alvéolaire.

Le 13. L'enfant va très-bien. On supprime le rhum.

Le 10. On donne l'exéat à l'enfant qui est dans un état florissant de santé.

Obs. XVI. Le nommé Bousquet (Eugène), âgé de 3 ans, rentre dans le service de M. Bergeron, le 9 juillet.

Cet enfant a toujours été bien portant jusqu'à il y a 8 jours, époque à laquelle l'enfant a commencé à tousser, il a eu de la fièvre et a craché dit-on un peu de sang.

Le 10. Toute la face postérieure de la lèvre inférieure et la paroi buccale du côté droit sont couvertes d'ulcérations multiples. Les gencives se sont un peu détergées, la salivation est moins abondante. Rien au poumon, rien au cœur.

Le 16. La stomatite ulcéreuse va de mieux en mieux. La toux est rauque par moment.

Le 17. Pouls fréquent 116. Ce matin la toux est moins rude, elle est franchement catarrhale mais plus fréquente. Auscultation et percussion négatives si ce n'est à gauche où l'on trouve les mêmes râles humides.

Le 21. La toux prend peu à peu le caractère de la coqueluche.

Le 24. Les ulcérations se modifient heureusement mais elles ne sont pas encore entièrement cicatrisées. *Les quintes de coqueluche ne sont pas très-intenses mais elles sont très-rapprochées.* Extrait de belladone.

Le 1er août. Quintes très-fréquentes (rougeur causée par la belladone).

Le 5. Après chaque quinte l'enfant perd un peu de *sang mousseux* par la bouche et le nez, quintes très-fortes. Pouls 120. Râles assez fins aux deux bases.

Le 6. M. Triboulet ordonne de nouveau 18 gouttes de teinture de belladone et de digitale. La rougeur reparait. *Les quintes restent les mêmes et provoquent un écoulement de sang par le nez et la bouche.*

Le 7. Les quintes sont toujours assez fréquentes, fièvre vive. Les quintes persistent, mais le saignement de nez a disparu.

Le 9. Rougeur de la face à la suite des pilules de belladone, un peu moins de quintes. Les ulcérations sont toutes guéries.

L'enfant est retiré par les parents.

Le 30. Ramené par les parents dans un état de cachexie assez prononcé fièvre vive. Pouls 140. Diarrhée. *Accès intenses de coqueluche accompagnée de crachement de sang et de vomissement.*

Le 31. Toux très-fréquente, crachat de sang après les quintes. Râles sous-crépitants des deux côtés mais très-nombreux surtout à gauche. Extrait de belladone.

Le 1er septembre. Bouffées de râles crépitants à gauche. Un peu de souffle du même côté.

Le 4. Bouffées de râles crépitants à gauche. Continuer le traitement.

Le 6 4 fois par jour 6 gouttes de teinture de belladone et de digitale. Entre les épaules une compresse d'essence de térébenthine pendant quelques minutes.

Le 7. Fièvre vive. Pouls rapide, 124. Le soir pouls 160.

Le 9. Bouffées de râles crépitants à droite. Continuer le traitement. Ce matin l'enfant a eu des convulsions.

Le 10. Pouls 128. On trouve une plaque de sphacèle à la partie antérieure de la mâchoire inférieure au niveau du sillon labio-gingival un peu plus étendue à gauche qu'à droite. A ce niveau on trouve sur la peau une portion indurée et violacée un peu sur la gauche. Laver à la liqueur de Labarraque. Poudre de charbon et quinquina. Potion cordiale.

Le soir le sphacèle a augmenté.

Le 11. La tache violette qu'on voyait sur la peau ce matin est tout à fait noire. L'enfant est très-faible pousse des gémissements.

Le 12. Il vomit ses aliments. Lait potion cordiale, etc. La tache noire continue sa marche progressive.

Le 13. La gangrène fait toujours des progrès.

Le 14. Mort ce matin à 1 heure du matin.

Autopsie. — Un peu de rougeur du pharynx et des replis aryténo-épiglottiques qui sont assez volumineux.

Rien dans le larynx.

Trachée. — La trachée près de sa division et l'origine des bronches sont entourées et comprimées par une chaîne de six ou sept ganglions tuberculeux présentant une forme allongée et un volume d'une petite noix à une noisette. Un de ces ganglions surtout situé à la partie postérieure de la trachée semblait la comprimer notablement.

Poumons. — Les lobes supérieurs des deux poumons dans toute leur étendue sont farcis de tubercules en voie de ramollissement un peu plus avancé dans le poumon droit que dans le gauche. Un peu de congestion de la base surtout à droite.

Rien dans le péricarde ; rien au cœur.

Les ganglions mésentériques sont volumineux et ont subi la dégénérescence tuberculeuse.

Rien sur la muqueuse intestinale.

Quelques tubercules miliaires sur le péritoine.

Bouche. — On observe qu'une partie du maxillaire inférieure recouverte d'un putrilage noirâtre est à nu et même nécrosée dans l'étendue de 5 à 6 centimètres. La plaque gangréneuse que l'on remarquait au niveau de la joue a subi un commencement de ramollissement à sa partie interne et n'est pas encore détachée.

Bouffissure de la face (8 cas sur 103 observations).

Lorsque l'on voit de la bouffissure de la face chez un enfant qui tousse, dit Trousseau, on peut diagnostiquer une coqueluche. Cette complication n'existe pas toujours. Nous ne l'avons rencontrée bien marquée que 8 fois. Nous ne donnons pas l'observation entière car la constatation de la bouffissure de la face n'est qu'incidente.

Obs. XVII. — La nommée Luguet (Joséphine,) âgée de 4 ans, rentre le 27 avril dans le service de M. Bergeron, salle Sainte-Mathilde, lit n° 12.

Le nombre des quintes a toujours flotté entre onze et quinze dans la journée du 28 avril au 1er juin.

1er juin. — Les râles sont beaucoup moins abondants, néanmoins on trouve encore aux bases quelques râles sous-crépitants. *Le visage est encore bouffi, quoiqu'on ne trouve pas trace d'albumine dans les urines.*

Anasarque.

Chez deux malades atteints de coqueluche nous avons constaté de l'anasarque, mais pendant la coqueluche un des malades avait contracté la scarlatine (la salle des scarlatineux était à côté), et ce n'est qu'après la scarlatine que nous avons vu l'œdème généralisé. De plus, les urines ont été examinées et l'on a trouvé de l'albumine.

Chez l'autre malade on a constaté de l'anasarque sans albumine, mais la mère a dit que l'enfant avait bu beaucoup d'eau et que l'œdème n'était survenu qu'après, c'est-à-dire il y a 3 jours. L'enfant a eu à son entrée une quinte qui fait penser à la coqueluche ; ce n'est que dans les jours suivants que la coqueluche s'est affirmée par des quintes caractéristiques. Il n'est guère probable que la coqueluche au début chez un enfant bien portant ait pu amener de l'œdème généralisé ; par conséquent nous sommes autorisé à penser que l'anasarque de la première observation est due à la scarlatine et que l'anasarque de la seconde observation a été causée par l'ingestion d'eau froide.

Ce n'est qu'une simple coïncidence. On a signalé l'anasarque comme complication de coqueluche. Pour nous

nous croyons qu'elle est très-rare, car il n'en existe pas un seul cas dans les notes de M. Bergeron, et pas un malade ne passe dans le service sans qu'on prenne son observation. D'après MM. Barthez et Rilliet, le docteur Lombard affirmerait que l'anasarque est une complication fréquente de la coqueluche.

D'après quelques auteurs la coqueluche se compliquerait quelquefois d'hydrocéphalie.

Hémorrhagie par le nez, par la bouche, crachats sanguinolents.

On a dit que des hémoptysies, des hématémèses, pouvaient se produire dans les quintes très-fortes. Pour notre part, nous n'en avons pas trouvé un seul cas véritable, car toutes les fois que nous avons examiné les malades attentivement nous avons trouvé des ulcérations dans la bouche, sur les lèvres ou sur les gencives, ou plus fréquemment nous nous sommes aperçu que le sang venait de l'arrière-cavité des fosses nasales. Car si les hémoptysies et les hématémèses sont chose rare, les épistaxis au contraire sont d'une très-grande fréquence. Jamais cependant les hémorrhagies nasales n'ont été assez considérables pour inspirer des inquiétudes sérieuses. C'est du moins ce qui ressort de nos observations. Ce n'est pas à dire qu'elles soient indifférentes; nous croyons qu'elles sont nuisibles, car elles affaiblissent toujours un peu les enfants; et s'il survient une complication pulmonaire l'enfant offrira une bien moins grande résistance. (Cependant il y a dans l'observation XVI un crachement de sang dont on ne sait pas la provenance.)

Obs. XVIII. (*Gingivite ulcéreuse.*) — Le nommé Bonnelot (Auguste), âgé de 5 ans, entre le 27 décembre 1872 dans le service de M. Bergeron, salle Saint-Joseph, lit n° 8.

Depuis 4 semaines l'enfant tousse beaucoup. La toux est suivie de reprises sifflantes. L'enfant *après les quintes vomit ses aliments* et rend des crachats striés de sang. Lundi dernier, au dire de la mère, l'enfant aurait eu une selle sanguinolente. (La mère est hystérique.)

Au moment de la visite du soir, l'enfant a une quinte bien caractérisée de coqueluche *avec vomissement de matières alimentaires*. La quinte est très-modérée ; il a aussi de la toux catarrhale sans reprise. Pendant la quinte il expectore quelques *crachats striés de sang*. Pas d'ulcération du frein. Injection considérable des conjonctives palpébrales.

28 décembre. — 96 pulsations ; respiration, 25. En arrière avec une résonnance normale, râles humides et sibilants très-abondants ; il en est de même en avant. *Crachats de pus striés de sang* qui ne vient ni des bronches ni de l'arrière-cavité des fosses nasales *mais de la gencive ulcérée*. La joue du côté droit est elle-même un peu ulcérée. Légère fétidité de l'haleine. Pas d'engorgement ganglionnaire. Emétique 0,05. Chlorate de potasse.

29. — L'enfant n'aurait eu depuis hier que six quintes, dans l'intervalle la toux a été catarrhale. On trouve en

arrière des râles sibilants et muqueux. La gingivite ulcéreuse va un peu mieux.

13 janvier. — L'enfant sort guéri et de sa gingivite ulcéreuse et de sa coqueluche.

Obs. XIX. (*Epistaxis.*) — Le nommé Guelmart, âgé de 2 ans 1|2, entre le 23 janvier dans le service de M. Bergeron, lit n° 9.

L'enfant a commencé à tousser il y a une quinzaine de jours. Au bout de 8 jours, le père dit que les quintes de toux ressemblaient à celles de la coqueluche avec reprises sifflantes. Depuis, la maladie n'a fait qu'empirer et il y a 4 jours le père a remarqué qu'après chaque quinte l'enfant rendait *une grande quantité de sang* par la bouche.

23 janvier. — Depuis son entrée l'enfant a eu une épistaxis abondante. Au moment de l'examen l'enfant a eu une quinte violente avec reprise sifflante très-bien caractérisée.

24. — Pouls 105. *Visage bouffi.* Paupières injectées. Ecoulement séro-sanguinolent par la narine droite. Légère dépression du thorax sans chapelet chondro-costal ; pas de diarrhée, appetit conservé. Résonnance normale de la poitrine. Quelques larges bulles disséminées des deux côtés. Le nombre des quintes est très-limité, mais elles sont très-violentes. Pas d'ulcération du frein. Sirop d'ipéca 30 grammes ; ipéca pulvérisé, 0,30 centigrammes.

25. — On évalue approximativement à dix le nombre des quintes dans les 24 heures. Pendant la visite on assiste à une quinte dans laquelle on observe jusqu'à

19 reprises sifflantes mais avec quintes chromatiques de courte durée. L'appétit se maintient. L'enfant expulse un muco-pus très-épais. L'épistaxis a disparu.

26. — Statu quo. 0,01 centigrammes d'extrait de belladone.

27. — 9 quintes.

28. — L'enfant vient d'avoir une quinte peu violente; à l'auscultation, signes à peu près négatifs. L'enfant est sorti cette après-midi.

Obs. XX. (*Ulcération des lèvres.*) 4 cas sur 103 observations. — La nommée Marie Baroy, âgée de 4 ans, est entrée le 12 janvier 1874 dans le service de M. Bergeron, salle Sainte-Mathilde, lit n° 11.

12 janvier. — L'enfant est malade depuis 15 jours; elle a commencé à tousser à cette époque, mais ce ne serait d'après le dire de la mère que depuis huit jours que la toux serait devenue quinteuse avec reprises. Les quintes sont violentes, se répètent souvent, et seraient évaluées à 30 par jour en moyenne. L'enfant *vomit ses aliments* dans les efforts de toux.

13. — 132 pulsations. Au moment de la visite, quintes de coqueluche très-violente avec reprises sifflantes. Cinq ou six reprises à chaque quinte. Résonnance normale. A peine quelques râles disséminés. Pas d'ulcération du frein. Sirop d'ipéca 30 grammes, poudre 0,30 centigr. en deux prises.

14. — Kermès 0,10 centigr.

15. — 120 pulsations, 20 quintes, râles humides. *Les vomissements alimentaires n'ont pas lieu après chaque repas.* 0,01 cent. d'extrait de belladone.

16. — 116 pulsations, 16 quintes. Râles très-discrets. Pilules de belladone.

17. — 15 quintes. Râles extrêmement discrets après la quinte.

18. — Pouls 120. Respiration 48. 19 quintes. Quelques râles humides à bulles larges.

19. — 16 quintes.

20. — 16 quintes.

21. — Les quintes n'ont pas été notées hier. *Les vomissements alimentaires sont rares.*

22. — Pas de renseignement sur le nombre de quintes. *Visage extrêmement bouffi.* Paupières tuméfiées. Les bronches ne sont pas plus prises. Vomitif.

24. — Pas de congestion ni de pneumonie. Quelques râles. Supprimer le kermès. Café. Une pilule de belladone.

25. — Face cyanosée. Dyspnée extrême. 60 respirations. A droite respiration pure, à gauche enrouement, murmure vésiculaire. Extrait mou de quinquina 2 gr. Rhum 20 gr.

26. — 144 pulsations. Comme hier le poumon droit respire librement, mais à gauche on saisit par moment quelques bouffées de râles fins.

27. — Altération très-profonde des traits. Bouffissure de la face. Respiration très-rare ce matin très-incomplète: c'est à peine si on entend quelques râles.

29. — 126 pulsations. L'enfant paraît un peu moins affaissé. Les quintes seraient un peu moins longues. L'enfant refuse tout, excepté la potion.

3 février. — *Lèvres ulcérées, violacées, tuméfiées.*

Quintes dont le chromatisme est un peu moins prolongé..

13. — Appétit meilleur. Quintes moins longues. Chromatisme assez marqué. Le phagédénisme des lèvres n'augmente plus.

20. — L'enfant reste très-languissante. Fièvre continuelle bien que les quintes soient plutôt diminuées. Mais les sommets sont suspects, la résonnance y est incomplète. Expiration soufflante, cris retentissants.

21. — Grande fréquence du pouls. On trouve aux deux sommets, au niveau des fosses sous-épineuses, de l'obscurité du son, une respiration soufflante aux deux temps. Respiration soufflante aux deux temps plus prononcée à gauche qu'à droite. Vésicatoire en arrière et à gauche au sommet.

22. — L'enfant paraît moins affaissée assise sur son lit.

25. — Vésicatoire.

26. — L'enfant semble se relever et les signes locaux se sont assez sensiblement modifiés en ce sens que le souffle expiratoire des sommets est très-atténué. Les râles sont presque nuls à gauche, moins confluents à droite.

1er avril. — Après une amélioration assez sensible dans l'état général et une diminution du nombre des quintes, l'enfant est reprise de fièvre et de dyspnée. Résonnance du cri aux deux sommets surtout à la droite, où il y a de la rudesse de la respiration.

4. — Depuis la dernière note, on ne peut constater d'autre changement qu'une atténuation de la rudesse

au sommet droit, et des râles sous-crépitants au sommet gauche.

Nous devons faire observer que nous n'avons vu les lèvres fendillées, ulcérées que chez les enfants débilités par la longueur de la maladie et l'intensité des quintes. Ces ulcérations des lèvres sont dues à l'anémie produite par la coqueluche, d'autant plus qu'ici les vomissements étaient assez fréquents, ce qui venait encore hâter l'amaigrissement et la débilité. L'enfant n'a jamais présenté d'*ulcération du frein.*

Épaississement notable du frein, 10 cas sur 103 observations.

Ulcération du frein, 30 cas sur 103 observations.

Ulcération à côté du frein sur la langue, 4 cas sur 103 observations.

Quelquefois le frein au lieu de s'ulcérer s'épaissit notablement, et cela est encore assez fréquent. Le plus souvent le frein s'ulcère et c'est un des bons signes de la coqueluche. Je dirai même que c'est un signe caractéristique, mais il manque assez souvent (comme on peut le voir dans notre statistique) et cela même dans des coqueluches d'une violence extrême. M. Bouchut dit que cette ulcération existe dans les cinq sixièmes des cas. D'après notre statistique elle serait moins fréquente.

Vomissements. (Voir obs. XX.)

Pour nous, le vomissement serait un des accidents les plus fréquents de la coqueluche, car il n'est guère d'enfants qui à un moment donné de leur coqueluche n'aient pas eu de vomissement, surtout si une quinte violente et prolongée survient à la suite du repas. Mais ceci n'est pas un accident sérieux, car les enfants en sont quittes la plupart du temps pour se remettre à table. Cependant quelquefois les vomissements sont une des causes de l'anémie et une cause puissante si surtout ces vomissements se répètent fréquemment tous les jours et si l'enfant ne peut pas s'alimenter. Les vomissements ont été assez intenses dans l'observation II, moins intenses dans l'observation XX.

Eclampsie, hernie, rupture du tympan, diarrhée.

Dans ce travail, nous n'avons voulu nous servir que des observations recueillies dans le service de M. Bergeron et faire notre thèse d'après ces observations seules, c'est pourquoi nous ne parlerons ni des hernies, ni des ruptures du tympan, ni de la chute du rectum, ni de la syncope, car nous n'en avons pas trouvé un seul cas, ce qui prouve leur peu de fréquence. Quant aux attaques d'éclampsie elles sont aussi très-rares, car nous n'en avons trouvé que deux cas et encore. Dans des coqueluches compliquées d'affection pulmonaire grave : l'un des enfants a eu deux attaques d'éclampsie immédiatement avant de mourir et ces attaques n'étaient point provoquées par la coqueluche qui avait cédé le pas à la complication pulmonaire ; dans l'autre observation une fièvre éruptive était venue se surajouter à la coqueluche. Par conséquent nous rejetons ces deux attaques d'éclampsie qui paraissent être causées non par la coqueluche, mais par ses complications. La diarrhée n'a existé qu'alors qu'on soupçonnait une tuberculose intestinale et dans les autres cas M. Bergeron avait donné de l'ipéca ou du kermès ; par conséquent nous n'avons pu faire de statistique.

Manière d'être de la coqueluche avec les autres maladies.

« Spasmos febris ascendens solvit. » Cet aphorisme d'Hippocrate admis et cité par Trousseau n'est pas d'une vérité absolue dans la plupart des cas : c'est du moins ce qu'ont avancé MM. Barthez et Rilliet. Une maladie fébrile ne fait pas la plupart du temps disparaître la coqueluche mais elle l'atténue considérablement, elle lui donne pour ainsi dire un autre caractère, elle la transforme. Car les quintes diminuent considérablement et d'intensité et de nombre. Tel est aussi notre avis ; mais nous devons ajouter que la proposition ainsi formulée de MM. Barthez et Rilliet n'est pas applicable à toutes les coqueluches car nous avons des cas où la fièvre n'a absolument rien changé à la manière d'être de la coqueluche, qui est restée stationnaire malgré des températures très-élevées. La complication qui fait toujours diminuer la coqueluche et la fait même disparaître le plus souvent, c'est la broncho-pneumonie. Nous allons citer une observation de broncho-pneumonie et de rougeole avec diminution considérable des quintes.

Obs. XXI. — Le nommé Charles (Ernest) âgé de 3 ans et demi est entré le 10 décembre 1878 dans le service de M. Bergeron, salle St-Benjamin, n° 20.

Cet enfant est rachitique ; il a la coqueluche depuis

trois semaines ; une dizaine de quintes par jour et autant par nuit avec chromatisme et reprises sifflantes. Vomissements à la suite des quintes et épistaxis.

Léger épaississement du filet de la langue, râles sibilants et ronflants dans la poitrine.

11 décembre. L'enfant a eu des quintes très-répétées hier; elles sont plus rares ce matin.

Le 20. Depuis la dernière note l'enfant est resté dans le *statu quo*, il a eu une dizaine de quintes seulement. Avant-hier seulement on a commencé la poudre de Dower à 0,05 centigrammes.

Le 21. L'enfant n'a eu que 4 ou 5 quintes hier dans la journée et très-faibles ; pas une seule quinte cette nuit.

Le 22. Pas de quinte cette nuit, 4 ou 5 dans la journée. Ce matin, pouls fréquent, chaleur à la peau, sans qu'on trouve autre chose que quelques sibilances dans la poitrine.

Le 23. Le nombre et la violence des quintes sont restés stationnaires hier dans la journée, mais une très-forte quinte s'est produite cette nuit et ce matin on en a déjà compté deux ; ipéca ce soir et poudre de Dower, 0,50 centigrammes.

Le 25. La nuit qui a suivi le vomitif, il n'y a pas eu de quintes ; hier dans la journée, 4 quintes, une seule cette nuit. Ce matin l'enfant a de la fièvre, on constate de la matité sous l'aiselle, et à la base on entend une respiration soufflante qui prend parfois le caractère lampé. Vomitif ce matin, poudre de Dower le soir.

Le 26. On trouve encore un peu de souffle à la base gauche et des râles dans les deux poumons ; depuis hier il est survenu une éruption assez confluente de rougeole qui prend au visage une teinte violacée.

Le 27. Le souffle de la base gauche a disparu. L'éruption s'est produite sur le tronc, très-discrète sur les membres inférieurs.

Le 28. L'éruption est blafarde; elle est devenue un peu plus confluente sur les membres inférieurs; râles sous-crépitants discrets, ventouses sèches.

Le 31. Râles humides à bulles larges assez confluents surtout à gauche. *Le nombre des quintes a diminué.*

2 janvier. L'enfant est affaissé, cyanosé ce matin; les râles sont plus fins qu'au dernier examen surtout à droite. Rhum, 30 grammes en potion; ventouses sèches en arrière.

Le 5. Enfant très-affaissé, teinte légèrement cyanique du visage, dyspnée, *ulcération phagédénique* et tuméfaction des lèvres. Râles très-abondants, surtout à gauche. Vomitif, potion au rhum.

Le 7. L'enfant s'asphyxie. Ventouses sèches, vésicatoire volant en arrière.

Le 8. Potion alcoolique. Ventouses sèches.

Le 12 Mort.

Autopsie. — On trouve dans les poumons des noyaux de broncho-pneumonie lobulaire à divers degrés d'une masse caséeuse sous forme de noyau arrondi de la grosseur d'une petite noix.

Dans la pneumonie lobaire, les quintes sont plutôt atténuées dans leur intensité et dans leur fréquence qu'elles ne disparaissent.

Obs. XXII (*diminution des quintes*). — La nommée

Dupéré (Claire), âgée de trois ans, rentre le 21 mai dans le service de M. Bergeron, salle Ste-Mathilde, lit n° 21.

D'après le dire de la mère, cette enfant aurait la coqueluche depuis un mois; en ce moment, quinte catarrhale avec reprise, quintes assez fréquentes suivies de vomissement, sibilance et gros râles dans la poitrine, pas d'ulcération sublinguale.

22 mai. Dans les premiers temps, les quintes étaient peu nombreuses, mais depuis une huitaine de jours l'enfant est triste et affaissée sans que les quintes soient devenues plus fréquentes, un peu moins de sonorité de son du côté droit; la respiration est plus obscure qu'à gauche.

1er juin. L'état de malaise a augmenté, la température s'est élevée, on constate en effet dans la ligne axillaire gauche *du souffle* et des *râles fins*, signes d'une pneumonie : kermès, ipéca.

Le 3. La courbe présente de singulières oscillations : de 37°,6 hier matin à 40°,6 le soir, puis retombant ce matin tout à coup à 38°,3, pendant que les signes physiques de la pneumonie s'atténuent progressivement en ce sens qu'aujourd'hui on trouve le souffle moins fort et les râles sous-crépitants beaucoup plus humides qu'avant hier, et M. Bergeron fait ajouter : *Il va sans dire que depuis l'apparition de la pneumonie les quintes de coqueluche ont diminué de violence et de fréquence*. Sulfate de quinine, 0,30 centigrammes.

Le 4. Coïncidence ou effet : la température ne s'est élevée hier hier qu'à 40° au lieu de 46°6. Ce matin elle est retombée à 39°.

5 janvier. Mort.

On voit dans cette observation que malgré la pneumonie les quintes ont persisté, mais en perdant de leur fréquence et de leur intensité.

Coqueluche et scarlatine.

Obs. XXIII (*quintes stationnaires*). — La nommée Annette Baron, âgée de 2 ans, est entrée le 22 février 1875 dans le service de M. Bergeron, salle Ste-Mathilde, lit n° 17.

Parents bien portants, nourrie au sein jusqu'à 11 mois ; il y a un mois, l'enfant a eu une bronchite. Depuis ce moment, la toux serait fréquente.

22 février, le soir. Pouls 117. L'enfant a eu dans la journée une quinte de coqueluche assez forte, elle est apyrétique. Quelques râles disséminés aux deux bases, rien au cœur.

Le 23. L'enfant a eu 7 à 8 quintes de coqueluche depuis hier ; elles étaient assez peu intenses : ulcération du frein.

23 mars. Hier l'enfant a été prise de fièvre et déjà on constate une teinte érythémateuse généralisé avec une ponctuation scarlatiniforme sur le tronc ; de plus, la luette est d'un rouge assez vif sans exsudat ; la langue présente à la pointe une teinte rouge, elle reste rose sur le limbe.

Le 24. L'éruption scarlatiniforme est surtout accusée à la partie postérieure du tronc ; la rougeur de la luette a gagné les piliers et le voile du palais ; pas d'exsudat.

Le 25. Pouls 160. La rougeur de l'isthme est encore

mieux caractérisée, la langue a aussi pris la teinte rouge briquetée ; elle s'est complétement dépouillée, elle est sèche ; pas de souffle cardiaque, eau laiteuse.

Le 26. Pouls 142. L'éruption est très-confluente, très-généralisée d'un rouge intense, la rougeur de l'isthme n'a pas augmenté pas plus que celle de la langue ; pas d'exsudat. *Les quintes de coqueluche restent stationnaires.* Rien au cœur.

Le 28. Hier soir, la température s'était élevée et l'on constatait au voisinage du mamelon gauche des râles nombreux ayant un certain éclat, avec un peu de rudesse de la respiration ; le matin, l'on n'entend plus à ce niveau que quelques râles sous-crépitants.

Le 29. L'éruption a considérablement pâli, mais graduellement l'enfant conserve néanmoins une température très-élevée, bien qu'on ne trouve ni dans la poitrine, ni à la région précordiale, aucun signe pouvant l'expliquer. *Les quintes n'ont diminué ni de nombre ni d'intensité.*

Le 30. L'enfant conserve toujours une fièvre assez intense, quoique l'éruption ait presque entièrement disparu, et ce matin on trouve dans la moitié inférieure du poumon gauche de la submatité avec souffle bien accusé et râles éclatants. Le cri est retentisssant.

Le 31. Pouls 156. Le souffle a augmenté depuis hier à gauche.

1er avril. Pouls 172. On constate aujourd'hui un léger épanchement à la base gauche.

Le 2. Le souffle s'est élevé, il s'étend jusque dans la fosse sous-épineuse ; les râles sont nombreux et éclatants à la base, la matité a augmenté et le souffle est peut-être encore plus lointain qu'hier.

Le 3. Vésicatoire ; le souffle persiste.

L'enfant sort le 8 avril.

Ici encore malgré la scarlatine, malgré l'élévation très-grande de la température, la coqueluche reste stationnaire; elle ne diminue ni de fréquence, ni d'intensité.

Coqueluche avec scarlatine et varicelle.

Obs. XXIV. Le nommé Clo (Nicolas-Auguste), âgé de 4 ans, rentre le 29 octobre 1872 dans le service de M. Bergeron, salle Saint-Joseph, lit n° 9.

Père bien portant, mère morte de la fièvre typhoïde. Un frère d'une excellente santé.

L'enfant n'a jamais été malade. Il y a quinze jours que l'éruption d'impétigo constatée aujourd'hui a débuté; il y a 8 jours que l'enfant aurait les quintes caractéristiques de la coqueluche, au dire du père. L'appétit est un peu diminué, pas de diarrhée.

30 octobre. Langue bonne, peau fraîche. Pouls 104, 7 à 8 *quintes de coqueluche hier dans la soirée.*

4 novembre. Les quintes sont fortes et fréquentes. On commence ce matin la belladone.

Le 10. Une nouvelle poussée d'impétigo se produit au visage : tartre stibié, à 0,05 cent.

Le 11. Hier au soir on a constaté une température de 40°, 48 inspirations, 128 pulsations.

Ce matin on constate 138 pulsations. L'enfant est un peu affaissé, la langue est saburrale et très-rouge, la peau des bras présente une teinte érythémateuse sans piqueté. Rougeur uniforme. On trouve des macules qui rappellent les marbrures qui restent après la rougeole. La paroi postérieure du pharynx comme tout le pourtour de l'isthme est rouge, mais sans tuméfaction ni exsudat.

Le 12. Température 39°6. Pouls 152. L'érytèhme en plaque constaté hier aux avant-bras s'est généralisé ; on le trouve aux jambes et au thorax ; aux cuisses et à la partie supérieure du tronc, on constate un piqueté scarlatineux ; la langue est rouge, non dépouillée ; la base de la langue et la luette sont d'un rouge plus foncé que le pourtour de l'isthme ainsi que la paroi postérieure du pharynx. *Les quintes sont redevenues plus fréquentes ;* dans l'intervalle des quintes, toux catarrhale.

Soir. Pouls 128. Respiration 32. Température 39°6. Bien que fréquentes, les quintes de toux sont *moins longues et moins pénibles*, les reprises moins marquées.

Le 13. L'éruption a pâli considérablement, la rougeur caractéristique du voile du palais a considérablement diminué.

Le soir, température 39°6, pouls 144. Respiration 44.

Le 14. Langue toujours framboisée. Le voile du palais a une teinte framboisée ; mais dans l'espace intermaxillaire droit, la muqueuse est excoriée et semble recouverte en un point d'un exsudat jaunâtre. Respiration très-pure. L'enfant a eu du délire dans la nuit. Supprimer la digitale, donner alcoolature d'aconit ; 2 gr. potion avec 0,40 centigrammes de musc,

Le 15. Hier au soir. Température de 39°6. L'éruption a pâli, elle est cependant encore très-marquée au tronc. L'exsudat a un peu blanchi : continuer le traitement.

Le 16. Pouls 128 (au cours d'une quinte). Respiration 40. Température 39°.

Le 17. L'éruption a considérablement pâli, la desquamation ne se prononce nulle part.

Le 18. *Les quintes de coqueluche redeviennent plus fréquentes et plus fortes*. 0,01 centigramme de belladone.

Le 19. L'éruption a disparu, la desquamation commence.

Le 25. Les quintes continuant toujours, donner deux pilules de belladone. On trouve sous la langue, des deux côtés du frein, *deux ulcérations* dont celle de droite plus profonde que la gauche et produite par la projection de la langue sur les canines.

Le 29. Les quintes sont moins fréquentes et moins fortes, le pouls reste toujours fréquent 120.

Le 30. Pas d'albumine dans les urines.

5 décembre. On constate ce matin pour la première fois une éruption de varicelle très-discrète qui n'a été précédée d'aucun symptôme appréciable. Le visage paraît bouffi de nouveau; pas d'anasarque, pas d'œdème des membres : continuer la belladone.

Le 6. De nouvelles vésicules se sont produites.

Le 6. L'éruption est terminée. *Les quintes sont plus violentes*; continuer la belladone.

Repris par ses parents le 8 décembre.

Dans cette observation, les quintes ont toujours continué, malgré la haute élévation de la température et l'éruption scarlatineuse; lorsque l'éruption scarlatineuse est complète, mais n'a pas encore pâli, on constate que les quintes redeviennent plus fréquentes : la température est toujours à 39°6.

Une semaine avant que la varicelle ne se déclare, on avait constaté une diminution notable des quintes ; l'éruption de varicelle est complète, et alors on voit les quintes devenir plus violentes, comme si la maladie était venue donner un coup de fouet à la coqueluche qui disparaissait lentement.

Coqueluche et rougeole conservant leur intensité.

Obs. XXV. Le nommé Clo (Nicolas-Auguste), âgé de 4 ans, est rentré dans le service de M. Bergeron, salle Saint-Joseph de Sainte-Eugénie le 31 décembre 1872.

Cet enfant était entré à l'hôpital le 29 octobre dernier; il était couché au lit n° 9 de la salle Saint-Joseph, il avait la coqueluche et une éruption d'impétigo, il a contracté la scarlatine et la varicelle dans le service et est sorti le 8 décembre dernier. Les quintes de coqueluche loin de diminuer ont au contraire augmenté de nombre et d'intensité; la nuit surtout elles sont d'une violence extraordinaire, pas de diarrhée.

1er janvier 1873. Nuit très-agitée avec délire. Pouls 156, 32 inspirations silencieuses et égales, toute la surface du corps est revêtue d'une éruption rubéolique type très-confluente sur les membres, pas de taches ecchymotiques nulle part; aux points correspondants à l'impétigo, les taches sont plus foncées. Les conjonctives sont très-enflammées. Au moment de l'examen, on compte jusqu'à 10, 12 quintes. Résonnance normale en arrière, quelques sibilances à droite, quelques râles humides à la base gauche.

Le 2. L'éruption commence à pâlir. L'enfant a eu du délire toute la journée, hier et pendant la nuit. *Malgré l'intensité de la fièvre, l'intensité des quintes a persisté.* 48 inspirations.

Le 3. On ne trouve plus aujourd'hui que des macules succédant aux taches rubéoliques. Pouls 116. Respiration 34. On entend quelques râles humides et sibilants dans toute la poitrine. Mais les quintes sont encore très-fréquentes et très-fortes.

Le 6. Bromure de potassium 2 grammes par jour. De la rougeole comme du catarrhe bronchique il ne reste plus rien. La coqueluche reste seule.

L'enfant sort guéri le 16 janvier 1873.

Cette observation présente beaucoup d'intérêt, car nous pouvons suivre cet enfant pendant tout le temps de la coqueluche ; il a eu successivement pendant ses deux séjours à l'hôpital ; 1° une scarlatine ; 2° une varicelle ; 3° une rougeole (je ne parle pas de son éruption d'impétigo). Eh bien, pendant toutes ces complications, la coqueluche s'est montrée toujours aussi intense, toujours aussi forte et même, quand l'éruption de varicelle était entière, que la fièvre était très-prononcée, les quintes ont encore augmenté de violence. Pendant la rougeole, les quintes n'ont pas subi d'atténuation. Est-ce que par hasard cette résistance de la coqueluche ne serait pas une chose inhérente à l'individu ? Nous le croyons pour notre part, car, dans presque toutes les autres complications de la coqueluche, nous avons vu les quintes diminuer soit en nombre, soit en intensité, et ici trois fièvres éruptives se déclarent succcessivement chez un même enfant atteint de coqueluche, et cette coqueluche ne cède pas : elle était la première en date elle disparaît la dernière. Cette observation vient donc à l'appui de ce que nous avons dit : « Dans certains cas, la coqueluche n'est nullement influencée par la fièvre. »

Coqueluche avec rougeole. (Quintes stationnaires.)

Obs. XXVI. — La nommée Normand (Louise), agée de 4 ans, entre le 10 avril dans le service de M. Bergeron, salle Sainte-Mathilde.

L'enfant tousse depuis quinze jours, a un peu moins d'appétit et elle *vomit assez souvent ses aliments.*

Le 10 avril, soir. Température, 38°,4. 104 pulsations. 48 respirations.

Le 11. Depuis l'entrée, l'enfant a eu plusieurs quintes sans reprises sifflantes *avec vomissement.* Ce matin un peu de bruit expiratoire. On retrouve, aujourd'hui comme hier, des râles humides discrets à droite, plus confluents à gauche, un peu sous-crépitants à la base. Rien au cœur, pas d'ulcération du frein. Sirop d'ipéca, 30 grammes ; poudre d'ipéca 0,20 centigrammes. Lait.

Le 12. Les râles ont sensiblement diminué, ils sont plus discrets à la base. Potion kermès, 0,10 centigrammes. L'enfant sort de l'hôpital pour y être ramené le 24 avril.

Le 24, soir. Pouls, 144. Température, 39°,4. Les quintes de coqueluche ont été très-nombreuses et très-violentes dans l'après-midi.

Le 25. La quinte au moment de la visite est très-violente (14 ou 15 reprises sifflantes très-énergiques). Tartre stibié, 0,015 milligrammes.

Le 26. *Les quintes n'ont pas sensiblement diminué depuis hier;* cependant on constate ce matin au visage des taches rubéoliques caractéristiques. Conjonctives très-injectées. Quelques râles disséminés,

Le 27. Les taches rubéoliques constatées hier au visage ont pâli, et il ne s'en est pas reproduit sur le reste du corps. Aux deux bases expiration soufflante.

Le 28. L'éruption rubéolique est plus accusée sur le visage, et elle commence sur le tronc. Taches plus confluentes sur les membres. *Il importe de noter que malgré l'éruption rubéolique, qui il est vrai ne se produit pas très-franchement, les quintes n'ont pas diminué d'intensité*

Le 29. Température hier au soir, 40°,4. Ce matin, 38°. L'éruption a presque entièrement disparu sur le tronc et les membres. Le vomitif n'a pas amené de changement ni dans les quintes ni dans l'état des bronches. Le souffle est plus intense à gauche qu'à droite, mélangé de râles sous-crépitants.

Supprimer l'acétate d'ammoniaque qui avait été donné hier. Sirop d'ipéca, 30 grammes, et poudre d'ipéca, 0,30 centigrammes Ventouses sèches.

Le 3 mai. Température d'hier au soir, 40°,2. Température de ce matin, 39°. On entend toujours du souffle aux deux bases, surtout marqué à la base gauche où l'on perçoit également quelques râles sous-crépitants.

Le 8. Hier soir, 41°. Ce matin, 38°,8. *La température va toujours croissant, bien que les quintes n'aug-*

mentent pas. Ce matin le souffle est moins accusé, il n'y a guère qu'un peu de retentissement du cri.

Le 9. Température d'hier au soir, 41°,2. Ce matin, 38°,6.

Le 10. Température d'hier au soir, 41°,1. Ce matin, 37°,8.

Le 11. Température d'hier au soir, 40°,5. Ce matin, 38°. *Le nombre et l'intensité des quintes ont un peu diminué.* Le souffle de la base est un peu moins accusé. Badigeonnage avec la teinture d'iode aux deux bases.

Il est à remarquer, dans cette observation, que la rougeole ne produit aucun effet sur les quintes. La rougeole disparaît. Après elle, on constate du souffle aux deux bases ; pendant huit jours la température suit une marche progressive et arrive à 41° (température du rectum), et malgré cette haute température les quintes ne diminuent pas. L'aphorisme d'Hypocrate : *febris ascendens spasmos solvit*, est en contradiction avec cette observation.

Coqueluche rougeole. (Quintes augmentant.)

Obs. XXVII. — La nommée Paulin, âgée de... (l'âge manque sur l'observation), rentre le 23 juillet dan le service de M. Bergeron, salle Sainte-Bathilde, lit n° 15.

L'enfant aurait toujours été bien portante. Depuis trois ou quatre jours seulement elle serait malade, aurait eu des convulsions. Diarrhée sous elle depuis trois ou quatre jours. Délire de parole. Ecchymose de la face.

Le 31 juillet. Au moment de son entrée, l'enfant était comme la mère dans un état d'ivresse très-prononcée. Dès le jour de l'entrée on constate l'existence de la coqueluche, dont les quintes étaient fréquentes et énergiques. L'ecchymose de la face se dissipe, *les lèvres sont tuméfiées et fendillées.* Au moment de la visite, ronchus disséminés à bulles larges. Les quintes auraient un peu diminué. On va essayer la teinture de drosera, un gramme en quatre fois dans la journée.

Le 2 août. Nombre et intensité des quintes diminués? Continuer le drosera.

Le 7. *En dépit du drosera, les quintes de coqueluche restent aussi nombreuses.*

Le 22 septembre. Apparition de l'éruption de rougeole.

Le 24. *L'éruption est absolument sortie sur tout le corps, et malgré la fièvre de l'éruption les quintes ont augmenté.* L'ulcération de la conjonctive qui existait avant la rougeole a disparu, grâce à une cautérisation avec le crayon mitigé.

Le 25 octobre. La conjonctive gauche est très-enflammée (etc.)...., deux taies sur la cornée.

Dans cette observation, non-seulement les quintes ne diminuent pas, mais elles augmentent.

Coqueluche. — Angine diphthéritique. (Quintes ne disparaissant pas.)

Obs. XXVIII. — La nommée Gocaud (Jeanne), âgée de 6 ans, rentre le 30 janvier 1877 dans le service de M. Bergeron, salle Sainte-Mathilde, lit n° 22.

Les renseignements font complétement défaut. Cette enfant tousserait depuis quelque temps. Depuis son entrée, elle n'a pas eu de quinte. La toux est catarrhale, sonore. La langue, large et blanche, présente sous le frein une petite ulcération superficielle grisâtre. Quelques râles sibilants dans la poitrine. Cependant ce soir, à chaque effort de toux, la figure se congestionne, les yeux deviennent larmoyants. Pas de reprise après la toux. Température, 38°,2.

Le 31 janvier. L'ulcération sublinguale ne permet aucun doute. On a affaire à une coqueluche bénigne sans complication. Quelques râles seulement qui disparaissent avec la toux. Sirop d'ipéca, 30 grammes. Tartre stibié, 0,025 milligrammes.

Le 9 février. L'enfant, dont la coqueluche avait été très-bénigne, devait sortir hier, quand on a constaté de la fièvre et une angine diphthéritique. Tout le pourtour de l'isthme est rouge et tuméfié. Les deux amygdales sont recouvertes d'épaisses fausses membranes. Engorgement des ganglions sous-maxillaires. La voix est claire. Quelques râles disséminés dans les bronches. Badigeonnage avec acide salicylique.

Le 11. Tout le fond de la gorge est tapissé de fausses membranes qui, au lieu de gagner en surface, se soulèvent et tendent à se détacher. Jusqu'à présent le larynx n'est pas pris, *et les quintes de coqueluche ne paraissent même pas avoir subi d'atténuation.*

Le 12. Le pourtour de l'isthme ne s'est pas détergé. Les fausses membranes qui restent ont une teinte grise de mauvaise nature, légèrement ecchymotiques, et d'une odeur repoussante.

Le 13. Modification très-radicale depuis hier. Il ne reste plus que quelques débris pseudo-membraneux çà et là. La luette est complétement nettoyée. Perchlorure de fer. Acide salicilique en badigeonnage.

Le 14. La rougeur et la température de l'isthme ont diminué, mais il reste quelques points disséminés d'exsudat.

Le 16. Il reste de la rougeur, mais l'exsudat a disparu. Les ganglions sous-maxillaires sont durs et douloureux. Depuis que la diphthérie s'éteint, les quintes de coqueluche deviennent plus fortes; aussi l'ulcération sublinguale n'a t-elle pas eu le temps de se cicatriser. Suppression du perchlorure de fer.

Dans le tome II de la *Revue médicale* de 1828, Finay dit que les quintes ne diminuèrent pas dans un croup et favorisèrent le rejet de fausses membranes.

MM. Rilliet et Barthez disent qu'ils n'ont pas vu le croup compliquer la coqueluche.

Blache cite un seul cas (*Archives*, tome III, page 345).

Dans les observations de M. Bergeron, nous avons trouvé deux cas de croup. Les enfants sont morts rapidement et il n'est pas question du plus ou du moins de fréquence des quintes ou de leur disparition; c'est pourquoi nous ne les publions pas.

L'angine diphtéritique dont nous donnons l'observation ci-dessus nous montre que la coqueluche résiste à la fièvre. Par sa continuité, nous croyons que la coqueluche a aidé à détacher et à éliminer plus rapidement, tout au moins, les fausses membranes.

COMPLICATIONS DE COQUELUCHES

Observées dans le service de M. BERGERON, depuis 1872 jusques à aujourd'hui.

Bronchio-pneumonie. — 24 Morts 22	Pneumonie. — 6 Morts 4	Bronchite capillaire. — 4 Morts 4	Congestion pulmonaire. — 4 ....
Méningite tuberculeuse. — 1 Mort 1	Tuberculose généralisée. — 4 Mort 2	Péritonite tuberculeuse. — 1	Tuberculose pulmonaire. — 6
Emphysème pulmonaire. — 1	Pneumonie caséeuse. — 1	Pleurésie. — 1	? Adénopathie bronchique. — 1 ?
Ecchymose sous-conjonctivale. — 1	Cachexie. Gangrène de la bouche. 2 Mort 1	Bouffissure de la face. — 8	Gingivite ulcéreuse. — 4
Epistaxis. — 16	Ulcération des lèvres. — 4	Epaississement du frein. — 10	Ulcération du frein. — 30
Ulcération à côté du frein. — 4	Vomissements inquiétants. — 2	Diarrhée. — 2	Crachats sanguinolents — 7
Anasarque. — 0	Hernie. — 0	Chute du rectum. — 0	Rupture du tympan. — 0

COINCIDENCES AVEC D'AUTRES MALADIES.

Avec angine diphthéritique	Avec croup.	Avec rougeole.	Avec scarlatine.	Avec anasarque sans albumine.
—	—	—	—	—
1	2	13	12	2

CONCLUSIONS.

Nous avons pris toutes les observations de coqueluche recueillies dans le service de M. Bergeron, de 1872 à 1879, et c'est en prenant ces 103 observations comme base que nous allons poser nos conclusions.

I. La coqueluche peut non-seulement faire évoluer plus vite les tubercules chez des sujets prédisposés, mais encore les faire naître chez des sujets sans antécédents tuberculeux (obs. VI, VII).

II. Ces tubercules peuvent se généraliser (VII, XII ? XVI), ou bien se localiser dans les méninges (obs. VI).

Dans le péritoine (obs. VIII).

Dans les poumons (obs. IX).

III. La pneumonie caséeuse? Obs. XI, peut compliquer la coqueluche et donner lieu à une ulcération pulmonaire.

IV. La bronchio-pneumonie est la complication la plus fréquente de la coqueluche, 24 sur 103. Elle est presque toujours mortelle (obs. I, II, XXI).

V. La pneumonie lobaire est moins fréquente, moins meurtrière, elle évolue avec rapidité (obs. III).

VI. La bronchite capillaire est une complication en core moins fréquente, elle revêt la forme suffocante. Toujours mortelle (obs. IV, V).

VI. La congestion pulmonaire n'est que passagère.

Elle ne présente aucune gravité et disparaît rapidement.

VII. L'emphysème survenant seul dans une coqueluche sans complication existe (obs. X).

MM. Barthez et Rilliet, disent n'en avoir jamais constaté. C'est une des complications les plus rares de la coqueluche.

VIII. La pleurésie est rare aussi et ne présente rien de particulier (obs. XII).

IX. L'adénopathie bronchique? Est difficile à diagnostiquer, on l'a soupçonnée une fois (obs. XIII).

X. L'ulcération du frein est caractéristique, mais n'existerait à peu près que dans le tiers des cas (voir statistique).

L'ulcération peut siéger sur les côtés de la langue (obs. XXIV).

Le frein peut n'être qu'épaissi (voir statistique).

XI. La gingivite ulcéreuse (obs. XVIII) et le fendillement des lèvres (obs. XXVII) existent assez souvent chez les enfants fortement anémiés, on constate aussi l'ulcération des lèvres (obs. XX, XXI).

XII. La gangrène de la bouche peut compliquer la coqueluche quand les enfants sont dans la période cachectique (obs. XV, XVI).

XIII. On constate assez souvent de la bouffissure de la face sans albumine (obs, XVII).

XIV. L'ecchymose sous conjonctivale est excessivement rare (obs. XIV).

XV. Les épistaxis sont assez fréquentes, mais n'ont pas duré longtemps chez le même enfant. Elles ont disparu assez vite (obs. XVI, XIX).

XVI. Toutes les fois que les mères en amenant leurs enfants, nous disaient que leurs enfants *avaient vomi le sang* ou craché du sang, nous avons toujours constaté soit des ulcérations des lèvres (obs. X), des gencives (obs. XVIII), du frein, de la langue ou plutôt des épistaxis (obs. XIX), excepté dans l'observation XVI.

XVII. Nous n'avons rencontré que deux cas d'anasarque, l'un était de 1866 et était survenu à la suite d'ingestion de boissons froides ? la coqueluche n'étant qu'à sa première période et l'autre venait après une scarlatine contractée dans le cours d'une coqueluche; dans ce dernier on avait constaté de l'albumine, par conséquent nous ne pouvons pas regarder ces deux cas d'anasarque comme complication de coqueluche,

XVIII. La diarrhée et les vomissements n'ont présenté une certaine gravité que dans deux cas (obs. II, XX).

XIX. De 1872 à 1879, on n'a pas constaté un seul cas de syncope, de rupture du tympan, de chute du rectum, de hernie et d'éclampsie. Ce qui prouve le peu de fréquence de ces complications.

Manière d'être des quintes de la coqueluche avec certaines maladies intercurrentes, telles que l'angine diphéritique, les fièvres éruptives et les affections pulmonaires graves.

XX. Généralement quand il survient une maladie fébrile (complications thoraciques ou fièvres éruptives) les quintes de coqueluche disparaissent complétement pour revenir ensuite, ou bien ce qui est plus fréquent, elles changent de caractère, diminuent de nombre et d'intensité (obs. XXI). Cependant nous avons des cas où la coqueluche s'est peu modifiée (obs. XI, XII).

I. La coqueluche est restée stationnaire (obs. XXIII, scar., XXIV, roug., XXV, obs. XXVI, roug.).

II. La coqueluche a augmenté (XXVII, rougeole).

III. La coqueluche a persisté dans une angine diphthéritique et l'enfant a parfaitement guéri (obs. XXVIII).

Paris. — A. PARENT, imprimeur de la Faculté de Médecine, rue M.-le-Prince, 29-31.

www.ingramcontent.com/pod-product-compliance
Ingram Content Group UK Ltd.
Pitfield, Milton Keynes, MK11 3LW, UK
UKHW012245240726
13966UKWH00004B/1303